Kilorias

Paola Machado

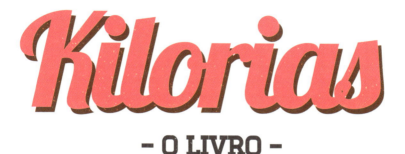
- O LIVRO -

FAÇA DO #PROJETOVERÃO SEU ESTILO DE VIDA

Benvirá

ISBN 978-85-8240-089-0

DADOS INTERNACIONAIS DE CATALOGAÇÃO NA PUBLICAÇÃO (CIP)
ANGÉLICA ILACQUA CRB-8/7057

Machado, Paola
    Kilorias / Paola Machado. - São Paulo : Benvirá, 2014.
    192 p. : il., color.

    ISBN 978-85-8240-089-0

    1. Saúde 2. Aptidão física 3. Exercícios físicos 4. Esportes
    – Aspectos fisiológicos I. Título

14-0907	CDD 613.71
	CDU 613.71

Índices para catálogo sistemático:
1. Exercícios e atividade física

Copyright © 2015, Paola Machado.
Todos os direitos reservados à Benvirá,
um selo da Editora Saraiva.
www.benvira.com.br

1ª edição

Nenhuma parte desta publicação poderá ser reproduzida por qualquer rneio ou forma sem a prévia autorização da Editora Saraiva. A violação dos direitos autorais é crime estabelecido na lei nº 9.610/98 e punido pelo artigo 184 do Código Penal.

547.389.001.001

Editora Saraiva

Rua Henrique Schaumann, 270
Pinheiros – São Paulo – SP – CEP: 05413-010
PABX (11) 3613-3000

SAC
0800-0117875
De 2ª a 6ª, das 8h30 às 19h30
www.editorasaraiva.com.br/contato

Diretora editorial	Flávia Alves Bravin
Gerente editorial	Rogério Eduardo Alves
Planejamento editorial	Rita de Cássia S. Puoço
Editoras	Debora Guterman
	Gisele Folha Mós
	Luiza Del Monaco
	Paula Carvalho
Assistente editorial	Lara Moreira Félix
Produtores editoriais	Daniela Nogueira Secondo
	Rosana Peroni Fazolari
	William Rezende Paiva
Comunicação e produção digital	Nathalia Setrini Luiz
Suporte editorial	Juliana Bojczuk
	Juliana Moura Lucena
Produção gráfica	Liliane Cristina Gomes
Preparação	Eduardo Belo
	Augusto Iriarte
Revisão	Laila Guilherme
	Laura Vecchioli do Prado
Colaboração	Felipe Donatto
	Deborah Masquio
	Lívia Tissot
Diagramação	Instant Press
Ilustrações	Débora Mattos
	Ivan Eric Szulc
Capa	Ivan Eric Szulc
Imagem da Capa	FotoStudioEquipe/Everlast
Impressão e acabamento	Intergraf Ind. Gráfica Eireli

Dedico este livro aos meus leitores do *Kilorias*. Se eu os incentivo a começar, vocês me incentivam a continuar.

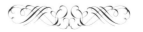

AGRADECIMENTOS

Às vezes, me dá uma saudade de ser criança, estar em casa com meu pai e minha mãe, dormir à tarde, depois da escola, fingir que estava estudando, acordar minha mãe de madrugada pra bater um papo, fazer companhia pro meu pai no plantão, pescar na chácara. Também tenho saudade das incansáveis chamadas orais de geografia que o meu pai fazia por horas e horas, com tanta paciência, só pra me ver progredir. Tenho saudade do chiclete que eu guardava na geladeira. Tenho saudade de pedir colo, dar um abraço apertado a qualquer hora, esperar o papai e a mamãe chegarem do trabalho. Isso tudo é um amor misturado com saudade que eu preciso agradecer. Sem esse amor, eu não teria evoluído. Pai e mãe, vocês plantaram uma semente que agora gera frutos com zero caloria e zero açúcar.

Pois eu cresci, pude tomar um rumo na vida, fazer minhas escolhas. E escolhi um cara maduro, atencioso e companheiro. Sem ele, talvez eu não tivesse acreditado que tudo podia ser concretizado. Esse cara pode até ter um nome pra lá de diferente, mas é o meu cara: Marvio Lúcio. Ele me dá mais puxões de orelhas que o meu pai, me ensina que o que levamos da vida é o conteúdo, não a perfumaria. Além disso, é o meu amor, a minha vida. E um cara que aguenta as minhas TPMs há anos tem que ser respeitado.

Do fruto desse amor, sugiram duas preciosidades: Nico e Lolô, meus filhos que eu tanto amo e que me pedem colo a cada vez que sento para escrever um texto. Eles até me ajudaram a escrever algumas palavras deste livro! Hoje, me fazem enxergar que sou mais mãe do que filha e que tenho a responsabilidade de disseminar incentivo, para eles e para vocês!

Sem essas pessoas, eu não estaria aqui.

Também quero fazer um agradecimento especial aos meus irmãos, Fabrício, Isabelle e Raissa; à minha sogra, dona Ildete; às minhas editoras, Luiza Del Monaco e Débora Guterman; e, por fim, aos meus colaboradores do *Kilorias*.

PALAVRA DA EDITORA

Depois de morar alguns meses na Itália, quase tive que pagar excesso de bagagem pelos quilos a mais que voltaram comigo para o Brasil. É claro que não seria possível passar impune por meses descontrolados de macarrão, pizza, gelato e vinho. Em terras brasileiras, eles – os quilos – me acompanharam por mais um bom tempo, até eu conhecer o Kilorias. O currículo da Paola Machado já enchia de credibilidade os seus textos e as suas dicas, mas, como editora do livro que tínhamos acabado de contratar, eu queria checar se tudo aquilo de fato funcionava. Com os hábitos que eu mantinha na época, seria um senhor desafio.

Quando a Paola começou a me mandar os primeiros capítulos do livro, quase que sem perceber, eu já me peguei recusando uma batata frita aqui, uma sobremesa ali e acordando mais cedo para poder dar tempo de treinar antes de vir para o trabalho. O curioso é que eu não seguia nenhuma dieta rigorosa e nem passava horas treinando, aos poucos eu fui mudando as minhas escolhas, me sentindo cada dia melhor e abrindo mais o sorriso quando me olhava no espelho. Durante um ano e meio, desde a assinatura do contrato, emagreci 20 quilos. Minha relação com o meu corpo mudou e agora sou uma das maiores incentivadoras do #projetokilorias. Fico superorgulhosa de ver que muita gente aqui na editora já está trocando o chocolate por bananinha (sem açúcar, claro) e tirando o par de tênis do fundo do armário.

O estilo de vida saudável é um caminho que não tem volta. Vire a página e #venhacomagente!

Luiza Del Monaco

SUMÁRIO

APRESENTAÇÃO 18

PARTE 1 – INICIANTES: BEM-VINDOS À VIDA SAUDÁVEL
1 – Levantando do sofá 18
2 – Mudança de hábito 24
3 – Espelho, espelho meu: tome consciência do seu corpo e busque equilíbrio 40
4 – Use a pirâmide alimentar a seu favor 48
5 – Escolha seu exercício 52
6 – Cuidado com modismos e radicalismos 56
7 – A importância do trabalho profissional 62

PARTE 2 – FISICAMENTE ATIVO
8 – Estabelecendo metas 68
9 – Recomendações gerais 70
10 – Emagrecimento 82
11 – Ganho de massa e fortalecimento muscular 103
12 – Dicas de alimentação pré e pós-treino 110

PARTE 3 – CURIOSIDADES
13 – A importância de uma rotina saudável durante e após a gestação 118
14 – Cuidando de nossas crianças e adolescentes 126
15 – A tecnologia a serviço da atividade física 130
16 – Suplementação 134
17 – Tendências fitness 140
18 – Treine sem sair de casa 154

PARTE 4 – RECEITAS
19 – Temperos 160
20 – Bebidas 164
21 – Desjejum 170
22 – Almoço / Jantar 175
23 – Lanches e petiscos saudáveis 181
24 – Sobremesas 186

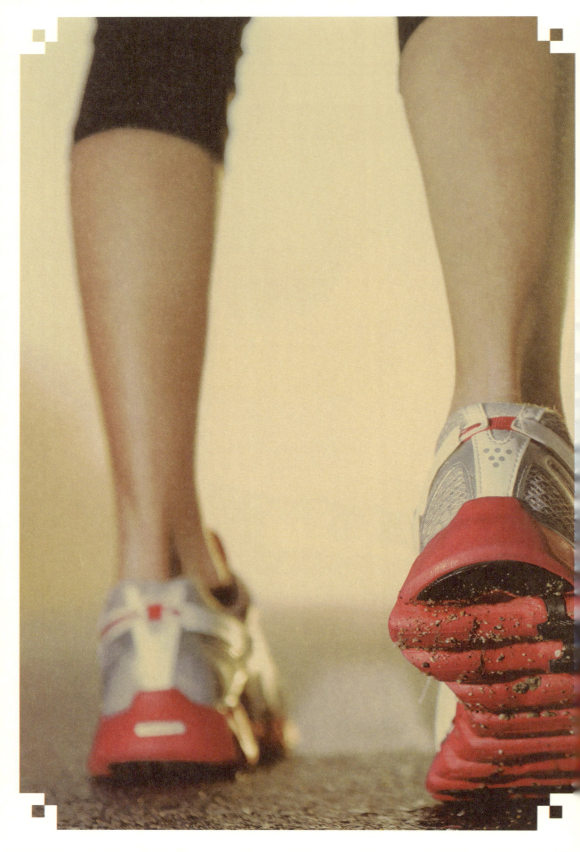

APRESENTAÇÃO

Por Paola Machado

Na minha infância, sofri muito por ser tímida. Eu era magrinha e introvertida. Tinha uma dificuldade enorme para fazer amigos na escola. Nas aulas de educação física, eu era um desastre: ficava isolada em um canto, deixava de participar dos esportes coletivos e tirava notas horríveis. Sempre arrumava um motivo para não ir à aula: dor de cabeça, unha encravada... Cada dia era uma desculpa diferente pra não ter que me expor diante dos outros alunos. Normalmente os professores me mandavam preparar algum trabalho sobre atividade física na biblioteca. Já que eu não fazia esporte na prática, tinha que pelo menos dominar a teoria. Foi assim que os livros e o conhecimento teórico estreitaram a minha relação com o esporte. Encontrei neles a minha essência e logo percebi que, para mim, era melhor optar por alguma modalidade individual.

Em silêncio aos 12 anos comecei a correr

Assim, em silêncio, aos 12 anos, comecei a correr em uma das maiores avenidas de Marília, minha cidade natal. Eu fazia mais de dez quilômetros por dia! Não estava nem aí para a forma física, só sentia a necessidade de me movimentar. Descobri que meu negócio era competir comigo mesma.

Vencida a primeira etapa – começar um esporte –, tentei desafiar a timidez: decidi fazer aulas de jiu-jítsu e capoeira. Nas lutas, descobri que sou extremamente determinada. Tanto que conquistei faixas e títulos, parando de treinar na faixa roxa de jiu-jítsu e no cordão verde de capoeira. Eu amava tudo aquilo!

Aos 16 anos, fui para Ribeirão Preto fazer cursinho pré-vestibular. Quase toda a minha família é da área da saúde; meu pai e meu irmão são médicos, minha mãe e minha irmã, dentistas. Assim, no primeiro ano de cursinho, prestei medicina em quase todas as universidades. Não passei. No ano seguinte, chamei o meu pai para uma conversa: "Papai, tomei uma decisão. Vou fazer educação física!". Ele ficou um pouco contrariado, mas eu insisti. Entrei no curso de educação física, modalidade saúde, na Universidade Federal de São Paulo, a Unifesp.

De praticante, virei especialista. Gostei tanto daquela vida de exercícios e de entender como a atividade física funciona que fiz iniciação científica durante a faculdade e, terminando a graduação, emendei o mestrado. Contrariei as previsões iniciais do meu pai, mas hoje ele morre de orgulho das minhas conquistas.

Bem, este livro pretende mostrar que nada é impossível. Tanto é assim que eu me mantenho em plena atividade, mesmo com dois filhos, marido e compromissos profissionais. Basta querer e encontrar tempo para pôr os planos em prática e alcançar os objetivos.

E não pense que eu nunca perdi o fôlego. Também já tive muitas fases de: "Amanhã eu treino", "Hoje estou acabada".

Ao longo do tempo também fiz algumas loucuras e cometi excessos, mas é porque gosto de testar todos os exercícios e estou sempre atenta às pesquisas e novidades científicas. Todas as recomendações que você vai ler neste livro são comprovadas cientificamente e foram testadas por mim.

Desde 2011, quando criei o blog *Kilorias*, conquistei mais de 300 mil seguidores nas várias redes sociais e mais de 700 mil pageviews mensais no blog. Notei que muitas pessoas buscam uma opinião profissional para filtrar, entre tantas informações espalhadas, o que é modismo e o que efetivamente pode ajudar a ter uma vida mais saudável.

PEQUENOS AJUSTES PODEM FAZER *uma grande diferença.* VAMOS EXPERIMENTAR?

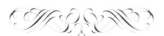

No nosso país, quase metade da população é sedentária. E o mais preocupante é que isso vem aumentando a cada ano. Quanto maior for o número de sedentários, maior será a quantidade de obesos e de pessoas com algum tipo de patologia relacionada ao excesso de peso – também provocado pela ingestão calórica acima das necessidades diárias –, como problemas ósseos e cardiovasculares e descompensações metabólicas.

Ser uma pessoa ativa é muito simples. Exercícios moderados, como caminhada por cerca de 30 minutos, de três a cinco vezes por semana, já propiciam benefícios à saúde – sem falar nos ganhos estéticos. O que eu quero com este livro é ajudar você a ter uma vida saudável; então reuni dicas tanto para sedentários que querem começar a mudar seus hábitos quanto para quem já pratica exercícios e deseja melhorar seu desempenho ou acabar com aquela gordurinha insistente. Além disso, aponto o que há de novo para atletas mais avançados.

Quem me conhece sabe que eu não sou adepta de mudanças radicais, porque é difícil mudar hábitos de uma hora para outra. Isso provoca resistência e aumenta as possibilidades de desistência. Por isso, meu primeiro ensinamento é: pequenos ajustes podem fazer uma grande diferença. Vamos experimentar?

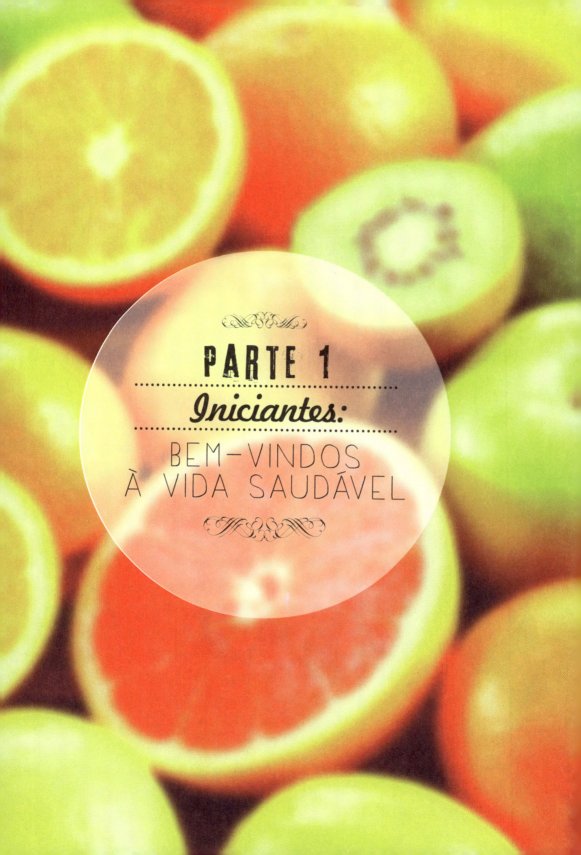

1
LEVANTANDO
do sofá

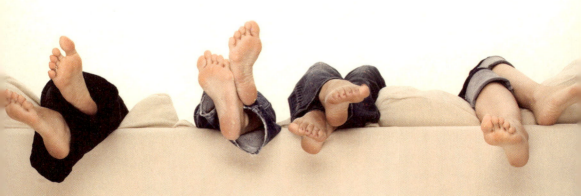

Quantas vezes você começou uma dieta e não resistiu ao primeiro convite para uma churrascaria? Ou se matriculou em um plano anual na academia pensando que o pagamento da mensalidade te forçaria a ir e desistiu depois de dois ou três meses? As desculpas são clássicas: "Estou trabalhando demais, não tenho tempo", "Meu marido/minha esposa está reclamando que eu não paro mais em casa"... Mas já parou pra pensar por que tanta gente consegue e você não?

Às vezes, a vida dá um empurrãozinho na direção da mudança – ou uma doença bate à porta, ou você percebe que não consegue jogar bola com seu filho por cinco minutos sem ficar ofegante, ou um amigo faz um comentário que te chateia.

Você pode estar pensando: "Ah, é fácil para a Paola falar, nunca deve ter passado por situações assim!". Pois acredite: quando digo isso, lembro dos tempos em que eu inventava inúmeras desculpas para não me exercitar.

Sei como é difícil levantar do sofá. Eu já desanimei, já tive a autoestima lá embaixo, já precisei recomeçar mais de uma vez. Depois que tive o meu primeiro filho, o Nicolas, por exemplo, a minha vida virou do avesso. Eu era muito nova e, por mais que me sentisse realizada como mãe, acabei mergulhando numa confusão de sentimentos. Continuei minha vida acadêmica, mas parei de cuidar de mim fisicamente. Ao contrário do que acontece com muitas mães, quase parei de comer, e cheguei a pesar 46 quilos; meu marido e minha família ficaram superpreocupados.

Eu estava sem ânimo para recomeçar a me exercitar e insegura com o meu bebê. Me olhava no espelho e me via extremamente feia. Hoje em dia, quando vejo fotos daquela época, percebo quanto a tensão estava me consumindo, tomando conta de mim, sugando minhas forças.

Então, entre a gravidez do Nicolas e a da minha segunda filha, Lorena, o meu corpo me deu um alerta: perda de mielina no olho esquerdo, que pode indicar doença autoimune – o meu corpo estava lutando contra ele próprio. Mesmo assim, não me toquei que precisava mudar os meus hábitos e continuei totalmente sedentária até a Lorena nascer.

Seis meses depois, o Márvio me pediu em casamento. Aí, somando a vontade de ficar em forma pro meu casamento e os problemas de saúde que eu estava começando a ter, a minha ficha caiu e comecei a repensar a minha atitude em relação ao meu corpo. Foi aí que eu bolei dentro do Kilorias um projeto que se chamava #missãocasamento, mostrando todo o processo para chegar no corpo dos sonhos para meu grande dia.

Eu tinha encontrado um bom motivo para recomeçar. Isso e traçar um objetivo são fatores essenciais para dar um start em um novo estilo de vida.

A história do Márvio, meu marido, é um bom exemplo de vontade de mudar. Na

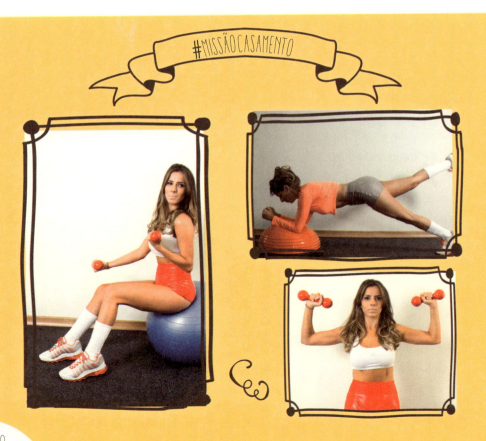

infância, ele era extremamente ativo: jogava vôlei, era um excelente nadador, tinha uma saúde impecável. Durante a adolescência, quis ir além e estabeleceu como meta se tornar atleta, se federar, seguir carreira esportiva. O seu biótipo e uma esclerose óssea no tornozelo, no entanto, não permitiram que continuasse praticando esporte em alto nível. O seu sonho de ser atleta de ponta foi destruído, e ele perdeu o foco, largou o vôlei e a natação. A partir daí, engordou e passou a ter vários problemas de postura.

Eu sempre insisti para que ele voltasse a fazer atividade física, mas, desanimado, o Márvio me respondia que, sem um objetivo, não via sentido em manter o antigo estilo de vida. Achei melhor não forçar a barra e deixá-lo decidir sozinho a hora de recomeçar.

Até que, pouco tempo atrás, para minha felicidade, ele se convenceu. Durante um café da manhã, depois de ele reclamar de uma forte dor na coluna, eu comentei sobre como o pilates estava trazendo bons resultados para o meu corpo e para a minha postura. Ele ficou em silêncio por um tempo e então falou: "A minha meta agora é melhorar a minha saúde! Amanhã vou à academia com você".

Desde esse dia, ele treina com regularidade e não se cansa de repetir: "Dedico 45 minutos do dia pra academia e me livro de 23 horas e 15 minutos de dor".

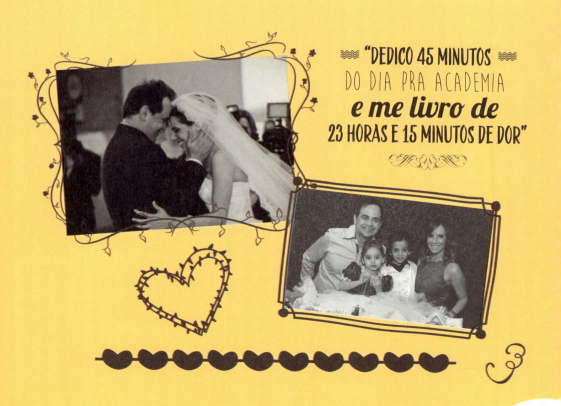

Bem, para não falar só de mim e da minha família, convidei a Yasmin, que conheci no Grupo de Estudos da Obesidade (GEO), um projeto da Unifesp, para contar como a ficha dela caiu e como ela fez para mudar os seus hábitos.

DEPOIMENTO

Desde pequena, sempre fui mais cheinha que as outras crianças. Lembro de quando fazia compras com a minha família. Eram carrinhos de supermercado cheios de biscoitos recheados para mim e meus irmãos. Passava horas e horas comendo e dormindo em frente à TV. Eu não tinha consciência de que, anos mais tarde, esses hábitos afetariam minha vida social, meu estado emocional e físico.

Na adolescência, não demorou muito para que eu deixasse de me interessar pelas aulas de educação física, pois muitos me chamavam de gordinha, e perdesse a vontade de passear no parque com meus pais. Só pensava em comer, estudar, ver TV e dormir.

Durante as aulas e nos intervalos, ficava num canto com uma ou duas amigas; o resto da turma sequer olhava na minha cara, por eu ser "diferente". Meu sono não era bom. O cansaço começou a prejudicar meus estudos e minha disposição.

Era fim de ano, eu estava subindo a escada do colégio e, ofegante, parei no quinto degrau para respirar. Lembro como se fosse hoje. Então uma amiga, daquelas que não escondem nada da gente, disse que eu estava parecendo uma coxinha: cheia de gordura e nada saudável. Nesse dia, coloquei na cabeça que tinha de procurar ajuda para emagrecer. Minha vida mudaria completamente.

Foi quando falei a meus pais que queria comprar uma esteira ou uma bicicleta ergométrica. Nem morta eu iria para a academia sozinha, morrendo de vergonha e com aquele corpo. Dois ou três dias depois dessa conversa, meus pais me entregaram um jornal que informava que o Grupo de Estudos da Obesidade da Unifesp estava recrutando adolescentes obesos para uma intervenção interdisciplinar que tinha como objetivo a perda de peso de maneira saudável. Não pensei duas vezes antes de pedir para a minha mãe ligar e marcar uma entrevista.

No primeiro encontro com a nutricionista do grupo, subi na balança. Nem me lembrava de quando tinha me pesado pela última vez. O ponteiro foi subindo e subindo. Quando parou, veio o susto: 85 quilos. Eu tinha apenas 15 anos.

As etapas de seleção, exames e reuniões se passaram. O adolescente precisava mesmo estar disposto a seguir as orientações. O programa durou um ano. Com a ajuda de uma equipe de nutricionistas, educadores físicos, psicólogos, fisioterapeutas e médicos, aprendi a escolher

I - LEVANTANDO DO SOFÁ

as melhores opções de alimentos, a perceber quando estava com fome – e não confundi-la com ansiedade ou gula – e me tornei ativa, praticando exercícios que me davam prazer e não eram uma obrigação. E não parou por aí, pois melhorei o meu percentual de gordura, as minhas chances de desenvolver outras doenças diminuíram, passei a me sentir muito melhor. Enfim, foram 23 quilos perdidos durante o programa, com muito esforço, suor, motivação, determinação e paciência.

Hoje, seis anos depois, continuo fazendo esportes e me preocupo com minha alimentação. Sou formada em nutrição pela Unifesp e, na minha atividade profissional, procuro ajudar principalmente as pessoas que sofrem de obesidade.

Yasmin Alaby Martins Ferreira, 22 anos

O GEO é um projeto gratuito, e basta preencher os pré-requisitos para se candidatar. Uma coisa bacana é que o GEO não vai atrás de ninguém para participar do estudo; a iniciativa de procurar o grupo parte da própria pessoa que tem vontade de mudar, o que já é um grande começo.

Bem, durante um ano eu acompanhei, com outros profissionais da área da saúde, a Yasmin e outros adolescentes com o objetivo de incentivá-los a praticar exercícios físicos e adotar uma alimentação saudável. Muitos emagreceram e melhoraram seus níveis de colesterol e glicemia, controlaram o diabetes e a hipertensão, sem falar que passaram a dormir muito melhor.

Mas, apesar dessas evoluções, de vez em quando eu ainda ouvia algumas meninas confessarem, sem graça, que tinham comido não sei quantos pedaços de pizza às escondidas ou uma barra inteira de chocolate. Elas voltaram a engordar em pouco tempo, claro.

Por isso, nunca canso de repetir: não dá para emagrecer o corpo sem emagrecer a mente. Um tempo após o fim do projeto, nós, os orientadores, ligamos para os voluntários para saber se eles continuavam a seguir as orientações ou não. Alguns se mantiveram saudáveis, mas muitos admitiram ter desistido. Outros vivem no efeito sanfona até hoje.

Qualquer pessoa que queira levar a vida de um jeito mais saudável precisa entender o seguinte: não é possível mudar o estilo de vida sem determinação, sem paciência e sem se jogar de corpo e alma nesse desafio.

Eu não preciso emagrecer, mas quero e preciso manter a minha saúde equilibrada e estar satisfeita com o meu corpo. É por isso que continuo enfrentando os obstáculos do dia a dia e me reerguendo.

Que tal sair do sofá e começar a se exercitar aos poucos? Que tal melhorar o seu cardápio? Que tal reservar um tempinho para cuidar mais de você? Eu sei que é difícil, mas, com um pouco de força de vontade, você consegue. Vamos nessa?

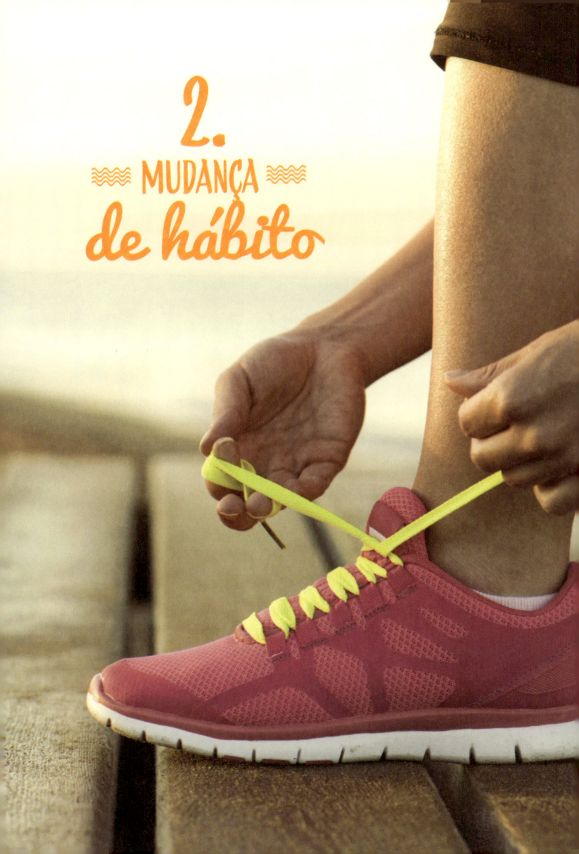

Como seria bom se o dia fosse mais longo e cronometrado e o nosso humor permanecesse constante e controlado... Mesmo porque nem adianta querer fazer as coisas de mau humor, já que o humor é um dos principais agentes da motivação e pode ser influenciado por respostas do nosso organismo a fatores externos.

Há dias em que acordamos dispostos a resolver a vida num minuto: queremos comer bem, emagrecer, ir à academia, ganhar massa muscular, cuidar da beleza, fazer tratamentos... Mas o dia só tem 24 horas, não dá pra fazer tudo. Então deixamos pro dia seguinte o que não deu para fazer no anterior. O problema é que nem sempre acordamos com o mesmo pique. Quantas vezes você já não levantou da cama desinteressado da vida, enfiou o pé na jaca e ignorou a academia? Esses altos e baixos são muito comuns. A questão é que, nos períodos em que ficamos mais pra baixo, jogamos fora todo o esforço dos dias bons.

Somos reféns da motivação e da determinação e precisamos controlá-las diariamente. E esse controle depende de uma boa estrutura psicológica.

Quando pensamos em mudar o estilo de vida, não podemos ser radicais. Toda mudança abrupta provoca uma resistência natural e se torna difícil de manter. Então, para conseguir o primeiro resultado, precisamos fazer um trabalho psicológico; precisamos tornar a mente saudável.

MENTE SAUDÁVEL

Quando a mudança começa pela mente, é mais fácil manter o foco no objetivo.

Antes de qualquer coisa, é importante esclarecer que as respostas do nosso corpo são muito influenciadas pela genética. Pense em duas pessoas: uma extremamente magra e outra obesa. Elas podem ingerir a mesma quantidade de alimentos num determinado período, sem fazer exercícios. A pessoa obesa, muito provavelmente, vai engordar mais que a magra. Isso porque a magra pode ter a genética mais favorável e o metabolismo acelerado.

O que quero mostrar com isso é que algumas pessoas engordam porque comem demais, outras porque são preguiçosas, porém existem aquelas que ganham gordura por terem um metabolismo e uma genética desfavoráveis. No entanto, isso pode ser remediado com uma mente controlada, com a ingestão de alimentos saudáveis e com a prática de exercícios que acelerem o metabolismo.

O primeiro passo para conseguir controlar a própria mente é ter a consciência de que você precisa mudar a forma de pensar o seu relacionamento com a comida.

Com a correria do dia a dia, muitas vezes acabamos comendo sem perceber ou comendo emocionalmente. Sabe aquele momento em que você está no trânsito, estressado, e tem um chocolate à mão? Você pega, come e nem percebe. Ou quando briga com o(a) namorado(a) e afoga as mágoas em uma panela de brigadeiro ou no copo de cerveja? Nessas horas, o descontrole emocional está tomando conta da situação, decidindo os rumos da sua vida – tarefa que deveria ficar a cargo da sua razão. O resultado? Você fica mais desmotivado a cada dia.

Eu ando um pouco na contramão disso: o nervoso me faz perder a fome, enquanto a felicidade me faz extrapolar na comida. Uma das minhas maiores tentações é comer leite condensado depois de acordar de um cochilo numa tarde de final de semana! Isso acontece quando estou bem-humorada, empolgada, feliz. Todo mundo tem seus pontos fracos, né?!

As junk foods garantem um conforto psicológico no curto prazo; por isso também são chamadas de comfort foods. No entanto, o consumo frequente desse tipo de comida pode acarretar sérios problemas de saúde.

É fácil perceber quando você está com fome de verdade. O estômago avisa. Você ouve aquele barulhinho, muda de humor e pode até sentir um pouco de tontura. Basta comer, e tudo melhora. Mas há também aquela fome que não vem do estômago. É uma sensação de "estou com fome não sei por quê, não sei do quê", que normalmente aparece em situações de sobrecarga emocional – é a fome emocional.

Uma boa sugestão para avaliar se você está ou não comendo emocionalmente é criar um diário da alimentação. Trata-se de uma maneira muito eficiente de diferenciar a fome fisiológica da fome emocional.

No meu Instagram, há um tempo, postei um exemplo de quadro que uso para ficar sempre atenta à relação do meu estado emocional com a minha alimentação. Essas anotações são superválidas, pois nos fazem tomar consciência dos nossos hábitos e nos permitem acompanhar nossa evolução. E, se você der aquela escapada da dieta, não deixe de anotar! Você vai entender aos poucos como o seu estado emocional sabota a sua alimentação.

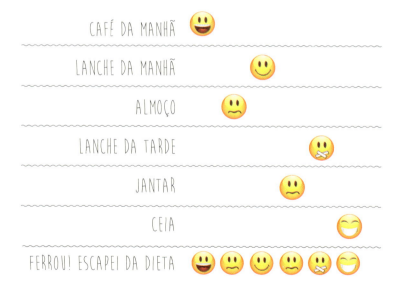

Outra ação bastante eficiente é fazer um diário completo de tudo o que você come. Escreva nele o horário em que comeu, qual era o seu humor no momento, o que comeu e por que comeu. Assim, é mais fácil identificar em que situações a fome emocional toma conta de você.

Alimente o seu diário por uma semana com informações como: o que comeu, em que horário, qual era seu humor naquele momento:

	Desjejum	Lanche	Almoço
segunda	Horário: Estado emocional: 😊 😃 ☹️	Horário: Estado emocional: 😊 😃 ☹️	Horário: Estado emocional: 😊 😃 ☹️
terça	Horário: Estado emocional: 😊 😃 ☹️	Horário: Estado emocional: 😊 😃 ☹️	Horário: Estado emocional: 😊 😃 ☹️
quarta	Horário: Estado emocional: 😊 😃 ☹️	Horário: Estado emocional: 😊 😃 ☹️	Horário: Estado emocional: 😊 😃 ☹️
quinta	Horário: Estado emocional: 😊 😃 ☹️	Horário: Estado emocional: 😊 😃 ☹️	Horário: Estado emocional: 😊 😃 ☹️
sexta	Horário: Estado emocional: 😊 😃 ☹️	Horário: Estado emocional: 😊 😃 ☹️	Horário: Estado emocional: 😊 😃 ☹️
sábado	Horário: Estado emocional: 😊 😃 ☹️	Horário: Estado emocional: 😊 😃 ☹️	Horário: Estado emocional: 😊 😃 ☹️
domingo	Horário: Estado emocional: 😊 😃 ☹️	Horário: Estado emocional: 😊 😃 ☹️	Horário: Estado emocional: 😊 😃 ☹️

2 - MUDANÇA DE HÁBITO

	Lanche	Jantar	Ceia
segunda	Horário: Estado emocional: 🙂 😃 🙁	Horário: Estado emocional: 🙂 😃 🙁	Horário: Estado emocional: 🙂 😃 🙁
terça	Horário: Estado emocional: 🙂 😃 🙁	Horário: Estado emocional: 🙂 😃 🙁	Horário: Estado emocional: 🙂 😃 🙁
quarta	Horário: Estado emocional: 🙂 😃 🙁	Horário: Estado emocional: 🙂 😃 🙁	Horário: Estado emocional: 🙂 😃 🙁
quinta	Horário: Estado emocional: 🙂 😃 🙁	Horário: Estado emocional: 🙂 😃 🙁	Horário: Estado emocional: 🙂 😃 🙁
sexta	Horário: Estado emocional: 🙂 😃 🙁	Horário: Estado emocional: 🙂 😃 🙁	Horário: Estado emocional: 🙂 😃 🙁
sábado	Horário: Estado emocional: 🙂 😃 🙁	Horário: Estado emocional: 🙂 😃 🙁	Horário: Estado emocional: 🙂 😃 🙁
domingo	Horário: Estado emocional: 🙂 😃 🙁	Horário: Estado emocional: 🙂 😃 🙁	Horário: Estado emocional: 🙂 😃 🙁

Em, "estado emocional", os três ícones indicam:

🙂 Estado normal, sem descontrole emocional.
😃 Excesso de emoções positivas, como felicidade, euforia.
🙁 Excesso de emoções negativas, como ansiedade, nervosismo, angústia ou raiva.

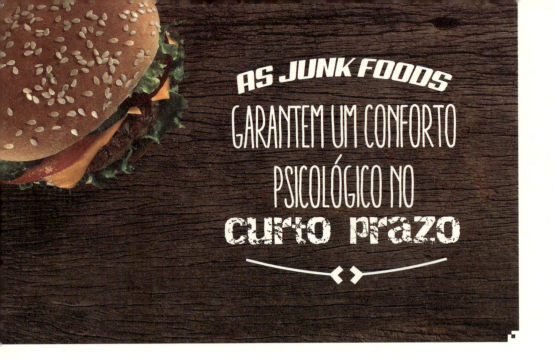

É extremamente importante evitar comer emocionalmente. Perceba que, quando você come de forma consciente, consegue sentir o prazer do ato de se alimentar: você mastiga, sente o sabor, presta atenção. Aprenda a pensar no que está comendo, sem compulsão nem emoção! Muitos comem sem pensar e mal se lembram do que acabaram de comer. Isso é péssimo! Seu cérebro é mais esperto do que você imagina; ele reconhece o sabor do que é bom. Então pense, olhe e saboreie, sempre, o que você está comendo! Se, por exemplo, estiver em uma padaria, bem em frente ao balcão de doces, e sentir uma vontade tremenda de comer todas aquelas guloseimas, pare e se pergunte: "Estou com fome ou estressado?". Se realmente estiver com fome, você não precisa comer doce; algo mais saudável resolverá o problema.

Para obter resultados positivos, também é importante fazer algumas perguntas a você mesmo: "Por que eu preciso mudar?"; "Por que estou comendo tanto?"; "Isso vai me fazer bem?"; "Por que estou vendo televisão se falo que não tenho tempo para me exercitar?". Esses questionamentos ajudam a tomar consciência de tudo o que você deixa de fazer ou anda fazendo de errado.

É normal termos um pico de gula em algum momento do dia. Na hora em que ela atacar, beba um líquido (suco natural, água ou mesmo café), ingira uma fonte de carboidrato (por exemplo, uma fruta ou pão integral) e uma fonte de proteína (por exemplo, uma fatia de queijo branco). Tente se desviar ao máximo de seus pecados capitais e espere cerca de vinte minutos; o seu cérebro vai processar a informação dessa alimentação saudável e suficiente, e a sua vontade de ingerir besteira vai diminuir.

A mudança de estilo de vida deve ser prazerosa

Bem, depois de deixar a sua mente saudável, é hora de alimentar a motivação, a determinação e o foco. Para cultivar a motivação e a determinação, você precisa de resultados imediatos e recompensas externas. Mas não se engane: não existe milagre. A atividade física e a alimentação equilibrada exigem força de vontade e, por si só, não apresentam resultados rápidos, mas sim duradouros.

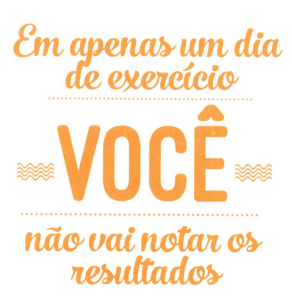

Em apenas um dia de exercício VOCÊ não vai notar os resultados

Em apenas um dia de exercício você não vai notar os resultados; seu organismo, porém, vai liberar serotonina em quantidade suficiente para fazer você se sentir mais disposto. E existe uma mudança que pode, sim, ser observada imediatamente: a redução do inchaço. Olhe-se no espelho antes e depois do treino. Após a atividade física, pense que aquela camiseta encharcada de suor significa que você se exercitou, colocou o corpo para trabalhar, tirou o seu metabolismo da zona de conforto.

A mudança de estilo de vida deve ser prazerosa. Você não precisa comer o que não gosta. Apenas dose as porções: coloque na sua refeição o que é essencial e retire o excesso. Todo mundo sabe o que é saudável e o que não é. Você sabe que ingerir uma salada é melhor que ingerir um chocolate, por exemplo. Ou que tomar um suco é melhor que tomar um refrigerante – ainda que, muitas vezes, o suco seja até mais calórico. O que precisamos é estar sempre motivados para fazer as escolhas certas.

Apesar de já tê-la usado aqui algumas vezes, não gosto muito da palavra "dieta". Para mim, parece que é algo que tem uma duração certa, sabe? Por exemplo: "Faça essa dieta e emagreça tantos quilos em tantas semanas". Prefiro usar a expressão "reeducação alimentar", ou RA. De todo modo, dieta, RA, ou como você quiser chamar o hábito de alimentar-se de maneira saudável, não tem prazo determinado. É a implementação de um novo estilo de vida. Dietas com data marcada para começar e acabar não funcionam. Isso não existe. Para ter saúde e buscar seus objetivos, você deve seguir o caminho entre o saudável e o prazeroso.

Assim, a alimentação não deve ser restritiva nem radical. O mesmo vale para os exercícios. Eles não podem ser feitos todos os dias, nem por mais de uma hora e trinta minutos por dia (no caso de não atletas), pois o risco de lesão por overtraining (excesso de treinamento) é alto, especialmente entre os que estão começando ou recomeçando uma atividade física. Muito mais útil que exagerar na dieta ou no treino é estabelecer um esquema de "premiação". O ser humano funciona à base de recompensas. Alimentou-se corretamente e caprichou nos exercícios? Nada te impede de sair com seu filho ou com seus amigos e comer uma besteirinha uma vez por semana; isso, além de ajudar a manter a rotina saudável de uma forma prazerosa, faz com que nosso organismo viva em alerta, mantenha o metabolismo acelerado e não se acomode com a baixa ingestão de calorias.

Foi com essas ideias em mente que eu inseri #umdiadelixo no meu programa de dieta. Essa "campanha" propõe que, depois de seis dias de alimentação regrada e de exercícios, você escolha um dia para sair com os amigos ou com a família e comer uma pizza, um lanchão, um sorvete... enfim, algo que te dê prazer. Acredite, você manterá a dieta por mais tempo se souber que, fazendo tudo certo, poderá se recompensar.

Eu também cometo deslizes. Pelo menos uma vez por semana, me permito sair com as crianças e com meu marido, comer um bom prato ou uma pipoca com barra de chocolate no cinema. Adoro! Adoro também os pratos supercalóricos que meu marido geralmente pede – e eu sempre roubo uma garfada ou outra.

ALGUMAS ESTRATÉGIAS PARA EVITAR AS ESCORREGADAS:

As pequenas escapadas são comuns e fazem parte da dieta. Mas cuidado para não se enganar! Eu sempre ouço desabafos de pessoas que comem às escondidas ou guardam chocolate no armário. Por que elas fazem isso? Estão se escondendo de quem, enganando quem? Estão prejudicando apenas a si mesmas. Isso se chama autossabotagem e é algo que precisa de controle. Mais até do que a alimentação e a rotina de treinos.

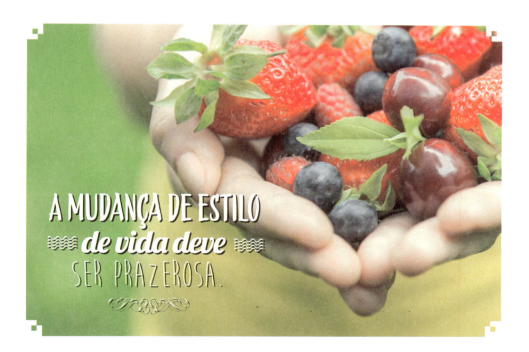

A MUDANÇA DE ESTILO *de vida deve* SER PRAZEROSA.

Para evitar as escorregadas, tanto na alimentação quanto na rotina de treinos, aqui vão algumas dicas:

- Nas redes sociais, siga pessoas que mantêm um estilo de vida saudável. Isso vai te estimular a sair do sofá quando sentir preguiça de se exercitar e a preparar um prato cheio de nutrientes quando sentir vontade de comer besteira. Você pode criar todos os empecilhos possíveis para fugir da dieta e dos exercícios, mas a sua consciência não te deixará em paz ao notar que outras pessoas "normais" – que trabalham, têm filhos e problemas – conseguem manter a determinação e levar uma vida saudável. Isso pode ser muito inspirador.
- Há pessoas que não se sentem à vontade em academia, têm vergonha de iniciar um programa de treino por estar fora de forma, não gostam do "desfile de beleza" que acontece em alguns ambientes fitness ou da possibilidade de se revezarem em um equipamento. São motivos de sobra para desistir antes mesmo de começar... Se você é uma dessas pessoas, sugiro que negocie alguns dias de experiência antes de se matricular na academia, para ver se consegue se adaptar ao ambiente. Caso não se adapte, a saída é procurar outro lugar, como locais ao ar livre ou estúdios, ou fazer aulas individuais com um profissional de educação física. O início é a fase com mais obstáculos. Por isso, é muito importante se sentir bem e ter ao seu redor pessoas que melhorem a sua autoestima. Assim, vai ser muito mais fácil resistir à tentação de desistir.
- Convide um(a) amigo(a) para se exercitar com você. A competição sem exagero é superválida. Eu adoro malhar com amigas, pois sempre acabamos competindo para ver quem consegue fazer o treino melhor e por inteiro; e, quando uma está abalada, a outra sempre ajuda a levantar o ânimo e não deixa faltar ao treino ou cobra o compromisso com a boa alimentação. Isso evita deslizes.
- Outra estratégia que também utilizo e funciona: autoprovocação. Sempre coloco no meu celular fotos de mulheres que são fontes de inspiração; quando estou desmotivada, olho para a tela e retomo a sequência de exercícios que deixei para trás. Também gosto de duvidar de mim mesma. Se estou correndo na rua, por exemplo, penso: "Duvido que chego até aquela árvore!"; quando chego, continuo me testando: "Se cheguei até aqui, aguento mais um pouco". Assim, a motivação não acaba.

2 - MUDANÇA DE HÁBITO

- Use as redes sociais como um diário. Seus amigos virtuais começarão a te motivar. Você pode postar o que comeu de saudável e quanto se exercitou. Postar fotos é muito útil, porque permite fazer um "antes e depois" da dieta e dos exercícios. Todos temos a séria mania de olhar para os outros. Quando fazemos do nosso perfil na rede social um diário, começamos a nos olhar, a nos criticar (também de maneira saudável) e, assim, a melhorar cada dia mais.
- Faça um contrato de compromisso. Com um amigo, seu marido, seu filho, ou mesmo com um desconhecido (o site stickk.com, por exemplo, permite isso). Se não cumprir o combinado, você paga uma multa de verdade a alguém ou a alguma instituição com a qual não se identifica. Há várias estratégias eficazes para quem acha interessante essa ideia de contrato de compromisso e precisa colocar no papel os objetivos que pretende alcançar. O importante é ter originalidade e bolar ideias que realmente ajudem a cumprir as metas.
- Trace sempre pequenas metas. Eu mesma sempre pratico essa estratégia em coisas mais corriqueiras. Por exemplo, objetivo do dia de amanhã: ir à academia, trabalhar, comer a cada três horas etc. Funciona.
- O exercício é uma ótima opção para toda hora! Quando nos exercitamos, na alegria ou na tristeza, liberamos hormônios extremamente prazerosos, como dopamina e serotonina. Por isso, o exercício físico ajuda a relaxar, a esquecer de tudo e, diferentemente de quando comemos por impulso, ao nos exercitarmos, estamos melhorando a nossa saúde. O exercício também fortalece o poder do cérebro na tomada de decisões, ajudando a dizer "não" para a comida em excesso. Lembre-se: comedores emocionais precisam de exercícios que realmente acalmem, como ioga, ou que extrapolam toda e qualquer emoção, como as artes marciais.
- Uma boa noite de sono não faz mal a ninguém. Com o estresse do dia a dia, o sono pode ficar comprometido. Dormir o suficiente diminui os níveis de cortisol, hormônio causador do estresse. A falta de sono causa irritação, ansiedade, estresse, depressão e pode levar justamente ao que não queremos: fome emocional. A ciência já comprovou que pessoas que dormem as horas necessárias comem menos que as que dormem pouco. Então, em vez de comer compulsivamente, durma. É muito melhor para a sua saúde – e também para a sua cintura.

COMECE AOS POUCOS

Eu me exercitava, engravidei, parei e voltei. Conheço muito bem a ansiedade que acompanha a volta aos treinos. Você tem a sensação de que um gomo vai aparecer na sua barriga se ficar uma hora a mais na academia. Não esqueço das horas a mais que me exercitei para correr atrás do prejuízo, e mesmo assim os resultados não apareceram. Com o tempo aprendi a ter calma, começar e recomeçar, sempre aos poucos, e finalmente entendi que é mais importante treinar por mais dias na semana do que por mais horas no mesmo dia.

Não adianta querer resultados imediatos. A silhueta e o peso desejados não são alcançados da noite para o dia, principalmente após anos e anos de alimentação descuidada e sedentarismo. Percebo muita gente desesperada que passa horas na academia, treina várias vezes ao dia ou tenta erguer cargas absurdas — nem que, para isso, execute o exercício de forma incorreta. Muitas pessoas começam indo à academia todos os dias, mas isso não funciona. Você pode treinar muito, porém não vai ver o resultado tão depressa quanto deseja. Ao criar uma expectativa tão grande, será vítima da lei da recompensa. Isto é, como iniciante, você vai pensar: "Para que estou treinando tanto se não vejo resultado?". Esse questionamento é grande companheiro da desistência.

Com exercícios em excesso, as dores aparecem e, pior, você fica mais sujeito a sofrer lesões. Isso também costuma preceder a perda de foco e a desistência.

Aqui vão algumas recomendações rapidinhas. Se tiver um pouquinho de paciência, em algumas semanas você vai se surpreender com os primeiros resultados.

1. Comece aos poucos, respeitando os limites do seu corpo.
2. Treine, no máximo, uma hora por dia, não mais que isso. Aprenda a distribuir seu treino e a não sobrecarregar um grupo muscular.
3. Comece alternando dias de treino com dias de descanso. Assim, você respeita o descanso e os limites do seu corpo. Se não quiser ficar parado nos dias de descanso, opte por uma recuperação ativa, ou seja, faça algum exercício que não trabalhe o mesmo grupo muscular trabalhado no dia anterior.

NÃO DESISTA NA PRIMEIRA DERRAPADA

Quem nunca derrapou que atire a primeira pedra!

Você está fazendo tudo certinho, reservando apenas alguns momentos do final de semana para escapar da dieta, mas aí, em plena quarta-feira, se rende a uma bela pizza quatro queijos. E agora? Acredite, essa situação é muito comum, e você não pode deixar que ela desestabilize a sua determinação. Eu já derrapei inúmeras vezes – e em todas encontrei um bom motivo para justificar a comilança.

Por muito tempo, a protagonista das minhas derrapadas foi a coxinha da padaria. Ai, como eu amo coxinha de frango com catupiry! Aliás, por que essa perdição existe, hein? Quantas vezes não saí de um treino e almocei uma coxinha, prometendo que não comeria mais nenhuma besteira naquele dia ou que não comeria coxinha nunca mais?! Quando isso acontecia, não adiantava nada passar o resto do dia sem comer, porque eu já tinha ingerido um monte de gorduras ruins. Pior ainda era prometer que nunca cairia no encanto de uma coxinha de novo – era óbvio que eu estava me enganando. O que eu fiz, então? Comecei a dosar as minhas vontades. Aprendi a dar esse tipo de escapulida com menor frequência e, mais importante, de forma consciente.

Outro erro que já cometi mais de uma vez: treinar além do que devia. Na adolescência, antes de estudar educação física, eu acreditava em tudo o que me falavam. Nunca me esqueço de uma garota, irmã de uma amiga, que tinha o abdômen trincado; eu, com os meus 13 anos, achava aquilo o máximo. Ela usava uma mistura de gel redutor com um daqueles aparelhos que tremem a barriga e prometem milagres, fazia mil abdominais por dia e, pra fechar com chave de ouro, corria com a barriga embalada em papel-filme. E é claro que eu fiz tudo igualzinho. O resultado? Uma lesão super-rara no músculo do abdômen por conta do excesso de treinamento e das repetições. O excesso é prejudicial e só atrapalha. Perceba e respeite os seus limites e não acredite nas dicas de não profissionais.

Quando estamos ingressando num novo estilo de vida, derrapadas como essas são o bastante para que a gente desanime ou até desista. No entanto, não importa o que aconteça – talvez você coma demais, fuja da academia durante uma semana inteira ou exagere nos exercícios e fique com dor –, o importante é manter o foco e não se desmotivar. Pense que uma derrapada de um dia ou de uma semana não representa tanto num plano de um ano e siga em frente. Derrapou na dieta, por exemplo? Se esforce para voltar na refeição seguinte.

A primeira fase do novo estilo de vida é realmente a mais difícil, pois envolve a quebra de hábitos, com alimentos e rotinas diferentes. E eu não vou te enganar: as derrapadas fazem parte do processo; você tem que passar por elas para efetivar os resultados. Mudar o estilo de vida é como namorar: é preciso cuidar, e erramos diversas vezes até pegar o jeito.

Sentir vontade é normal. Quando fazemos uma dieta nova e equilibrada, podemos até passar vontade, mas nunca fome. E lembre que, se você seguir o plano, poderá dar uma escapada num dia da semana. Sem culpa.

AS DERRAPADAS fazem parte do processo

SILENCIE A SUA VOZ INTERIOR

Há sempre uma voz dentro da gente que conspira contra nossos objetivos. Ela fica dizendo que você não precisa se exercitar hoje – e arruma mil motivos: falta de tempo, cansaço, uma dor inexistente –, que pode comer mais e mais, que não tem problema. Quem nunca pensou "Vou comer só mais um pouquinho...", ou "Como eu já comecei a semana comendo besteira, só volto pra dieta na segunda-feira que vem"?

Quando um pensamento desses te invadir, seja firme e desvie a sua atenção. Para fazer isso, eu uso a técnica da visualização. Imagine que você está em um filme e se vê daqui a um ano do jeito que sempre quis, feliz, com mais autoestima.

Sabe outra coisa que eu faço e funciona muito bem para mim? Anoto em um caderno dez objetivos que preciso concretizar no ano. Quando o ano termina, confiro se fiz o que tinha determinado. Nem sempre consigo realizar tudo, mas costumo consultar o caderno ao longo do ano, o que me ajuda a manter o foco.

Mude a sua perspectiva e lembre-se: resultados duradouros são os mais difíceis de conseguir. Você dará maior valor a eles.

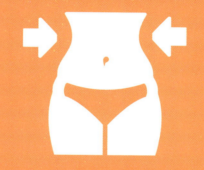

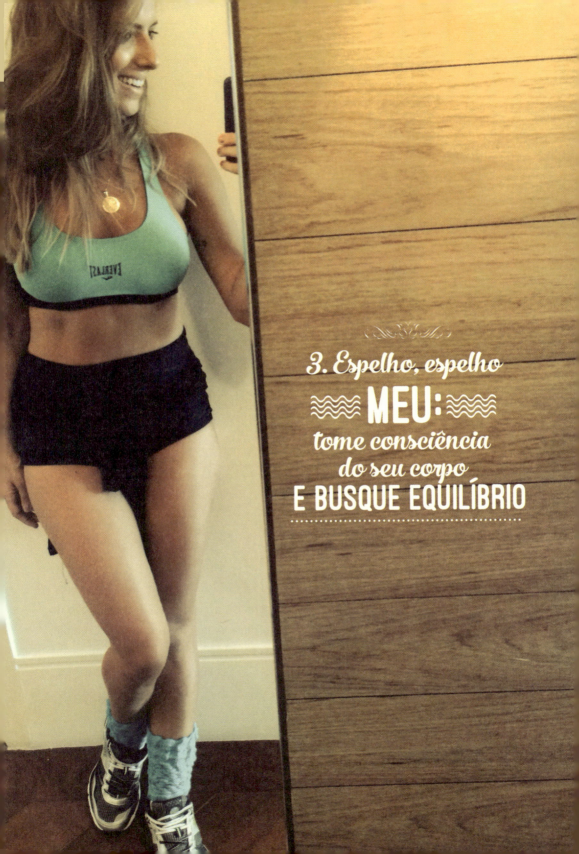

Eu fico muito feliz quando vejo mulheres e homens satisfeitos com o próprio corpo. É ótimo estar de bem com a própria imagem e quebrar alguns pensamentos e estigmas sobre o padrão de beleza – mas sem excessos, pois, como gosto de enfatizar, excessos invariavelmente fazem mal.

O ideal é encontrar o equilíbrio entre a saúde e a satisfação pessoal. Não adianta nada você se olhar no espelho e ter a falsa impressão de que está assim ou assado. É importante respeitar a sua saúde e tomar consciência de um corpo normal, dentro de padrões saudáveis. Por isso, não se deixe enganar: o espelho e os pensamentos podem distorcer muito a nossa autoimagem. Além disso, o que a balança fala pode não condizer com o verdadeiro estado do nosso corpo; o peso na balança é muito relativo, tanto quanto o espelho. Uma pessoa com muita massa magra (massa muscular), por exemplo, pode ter o mesmo peso que uma pessoa obesa, mas o percentual de gordura e músculos será muito diferente entre uma e outra (explico isso detalhadamente mais adiante).

A gordura tem uma grande capacidade de ficar "amiga" do corpo. Folgada, ela ocupa mais espaço e é mais volumosa do que o músculo. Então, para determinar a real composição corporal de uma pessoa, é preciso realizar avaliações subjetivas, como o cálculo do índice de massa corporal (IMC), junto com medições específicas, como o cálculo de cintura/quadril, circunferência, pregas cutâneas e bioimpedância.

O IMC indica se estamos dentro ou fora do peso considerado saudável. Os números abaixo de 20 (magreza) ou acima de 25 (sobrepeso) são indicadores de alerta.

No entanto, o IMC não pode ser o único parâmetro para definir riscos ligados à anorexia ou à obesidade. Também é preciso atentar para a distribuição da gordura. A mais perigosa, por exemplo, é a concentrada na barriga (gordura abdominal). O cálculo que indica a relação entre cintura e quadril é um bom parâmetro de tendência a problemas cardiovasculares, de articulação e circulação, além de sobrepeso.

IMC

Este índice é obtido pela divisão do seu peso (em quilogramas) pela sua altura (em metros) ao quadrado.

Por exemplo:
Um pessoa com 62 quilos e 1,71 metro.
IMC = $62/1,71^2$ = 21,20

RESULTADO

Abaixo de 17	Muito abaixo do peso
Entre 17 e 18,49	Abaixo do peso
Entre 18,5 e 24,99	Peso normal
Entre 25 e 29,99	Acima do peso
Entre 30 e 34,99	Obesidade I
Entre 35 e 39,99	Obesidade II (severa)
Acima de 40	Obesidade III (mórbida)

RELAÇÃO CINTURA/QUADRIL

Este índice é obtido pela divisão da medida da sua cintura (em centímetros) pela medida do seu quadril (também em centímetros).

Por exemplo:
Uma pessoa com 96 centímetros de cintura e 106 centímetros de quadril.
Relação cintura – quadril = 0,86

CLASSIFICAÇÃO DE RISCOS PARA A SAÚDE (PARA HOMENS)

IDADE	BAIXO	MODERADO	ALTO	MUITO ALTO
20 a 29	< 0,83	0,83 a 0,88	0,89 a 0,94	> 0,94
30 a 39	< 0,84	0,84 a 0,91	0,92 a 0,96	> 0,96
40 a 49	< 0,88	0,88 a 0,95	0,96 a 1,00	> 1,00
50 a 59	< 0,90	0,90 a 0,96	0,97 a 1,02	> 1,02
60 a 69	< 0,91	0,91 a 0,98	0,99 a 1,03	> 1,03

CLASSIFICAÇÃO DE RISCOS PARA A SAÚDE (PARA MULHERES)

IDADE	BAIXO	MODERADO	ALTO	MUITO ALTO
20 a 29	< 0,71	0,71 a 0,77	0,78 a 0,82	> 0,82
30 a 39	< 0,72	0,72 a 0,78	0,79 a 0,84	> 0,84
40 a 49	< 0,73	0,73 a 0,79	0,80 a 0,87	> 0,87
50 a 59	< 0,74	0,74 a 0,81	0,82 a 0,88	> 0,88
60 a 69	< 0,76	0,76 a 0,83	0,84 a 0,90	> 0,90

FONTE: Applied Body Composition Assessment, página 82. ED. Human Kinetics, 1996. www.saudeemmovimento.com.br/saude/cintura_quadril.htm#TABELA ACESSO em: 11/12/2014

É comum as pessoas se surpreenderem com testes como esses. Muitas vezes elas criam imagens completamente distorcidas de si mesmas. A distorção de imagem pode ser um sabotador na busca pelo corpo ideal, pois impede qualquer um de se sentir bem em frente ao espelho.

Há um teste bastante simples e muito utilizado para identificar se uma pessoa sofre dessa distorção. Com base na imagem abaixo, escolha o corpo que você considera mais próximo do seu. Depois, calcule o seu índice de massa corporal e encontre na tabela o número mais próximo do seu IMC. Para finalizar, compare o número relativo ao corpo que você escolheu no início do teste e o número relativo ao seu IMC. Se os valores não forem correspondentes, você pode estar distorcendo a sua imagem.

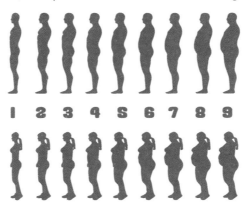

Homens	1	2	3	4	5	6	7	8	9
IMC	19,8	21,1	22,2	23,5	25,8	28,1	31,5	35,2	41,5
Mulheres	1	2	3	4	5	6	7	8	9
IMC	18,3	19,3	20,9	23,1	26,2	29,9	34,3	38,6	45,4

Eu, por exemplo, achei que o meu corpo correspondesse ao número 4, mas, na tabela, o meu IMC está mais próximo do número 2. A distorção de imagem é assunto sério, e por esse motivo sempre devemos consultar um profissional para abrir nossos olhos.

Encontrando o ponto ideal além da balança

Quando você sobe na balança, está pesando músculos, pele, ossos, órgãos, gordura, fluidos e água. Portanto, aqueles quilinhos a menos não significam necessariamente que perdeu somente gordura; do mesmo modo, o peso a mais pode não significar apenas acúmulo de gordura. Aliás, pessoas muito magras, quando começam a se exercitar, podem aumentar de peso sem efetivamente engordarem, devido ao ganho de massa muscular. Mas como diferenciar se esses quilos são de gordura ou músculo? Há muitos métodos. Alguns, mais simples, podem ser realizados em academias, como:

- √ Adipometria (medição das pregas/dobras cutâneas): utiliza equações para estimar a porcentagem de gordura corporal com base na relação gordura subcutânea/gordura interna/densidade corporal (gordura e massa magra). Com um aparelho chamado adipômetro, pinça-se a pele de partes específicas do corpo, como braços, tórax, pernas e abdome. Os resultados permitem estimar um percentual de gordura do corpo.

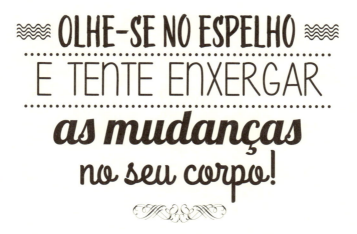

√ Bioimpedância: também avalia a composição corporal. Por meio de uma corrente elétrica de baixa intensidade, é possível medir os percentuais de gordura, massa magra e água presentes no corpo. É um exame indolor, mas contraindicado para gestantes e usuários de marcapasso.

Existem vários outros métodos para verificar a perda de gordura. Agora, se você não tem acesso a nenhum deles, que tal usar o mais simples possível? Olhe-se no espelho e tente enxergar as mudanças no seu corpo! Você pode perceber se perdeu gordura também pelas suas roupas, pois elas vão apresentar um caimento mais frouxo, ainda que o seu peso na balança continue igual ou tenha aumentado (devido ao fortalecimento muscular) após meses de treinamento.

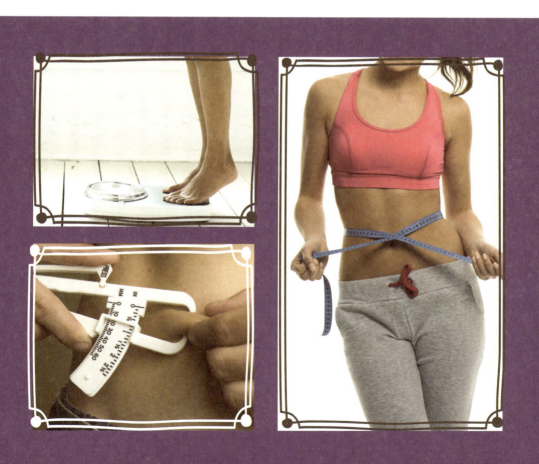

Respeite o formato do seu corpo

Ao estabelecer uma meta para se sentir feliz com o seu corpo, você precisa levar em conta a sua constituição específica, ou seja, o seu formato. Assim, é possível definir aqueles exercícios que te ajudarão a alcançar seus objetivos de forma mais eficaz.

Veja quais são os tipos de corpo mais comuns e os exercícios mais indicados para cada um (no fim, é claro que tudo depende do seu objetivo, da sua individualidade biológica e do seu gosto pelo exercício proposto):

Corpo Ampulheta

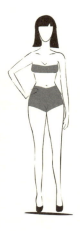

Também chamado de "violão", este tipo de corpo tem um formato mais curvilíneo e harmônico, pois a parte superior fica em equilíbrio com os glúteos e as coxas, sendo a cintura mais fininha. Quando a pessoa com corpo ampulheta consome algumas calorias a mais, todas as partes ficam flácidas e com celulite.

O ideal aqui é buscar músculos firmes e tonificados. Por isso, a dica é conciliar musculação ou aulas de circuito com exercícios resistidos (de força) e aeróbios. Sem a prática de exercícios para tonificação, as mulheres com este formato podem apresentar ganho acentuado de peso, principalmente nas coxas e nos braços.

• •

Corpo Triângulo Invertido

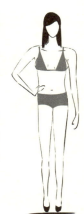

Caracteriza-se por ombros mais largos e quadril mais estreito, dando a impressão de um corpo mais atlético. Pessoas com este tipo de corpo tendem a ter menor quantidade de gordura.

Entre os exercícios mais indicados estão as atividades de alto gasto calórico, como spinning, que atacam as gordurinhas indesejadas de maneira generalizada. Exercícios que focam o core (abdome) e modelam os glúteos e as coxas podem ser ótimos complementos.

• •

CORPO PERA

Apresenta largura dos ombros menor que a do quadril, com tendência a acúmulo de gordura na região inferior, ou seja, nos glúteos e nas coxas.

É o mais comum entre as mulheres, que ficam quase obcecadas em reduzir a parte inferior do corpo e investem em exercícios para a região. No entanto, é preciso tomar cuidado para manter uma harmonia corporal. A natação pode ser ótima para definir os membros superiores, enquanto exercícios aeróbios (corrida, spinning, minitrampolim, patins, bicicleta) são ideais para enrijecer os inferiores. Tente conciliar esses exercícios com musculação.

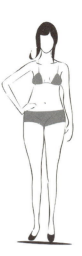

CORPO RETÂNGULO

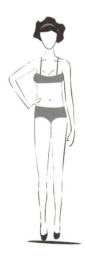

É o que apresenta maior dificuldade para engordar, porém tende a ser o mais resistente a obter tônus muscular.

Para ganhar algumas curvas, pessoas com corpo retângulo devem priorizar exercícios com foco no core. Também devem investir no aumento da massa muscular do corpo todo para reduzir um pouco a aparência de fragilidade. Pilates e treinamentos funcionais são boas opções para definir em harmonia todos os grupos musculares, desde os mais profundos até os mais aparentes.

CORPO OVAL

É o mais comum entre as mulheres com perfil mais cheinho. No caso do corpo oval, o acúmulo de gordura acontece em todo o corpo, deixando a cintura mais larga que o quadril e os ombros. Pessoas com esta constituição são as que apresentam maior incidência de problemas cardíacos.

Exercícios aeróbios e atividades que aceleram o metabolismo (exercícios intensos em circuito) são ótimos para queimar as gordurinhas excessivas.

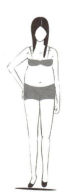

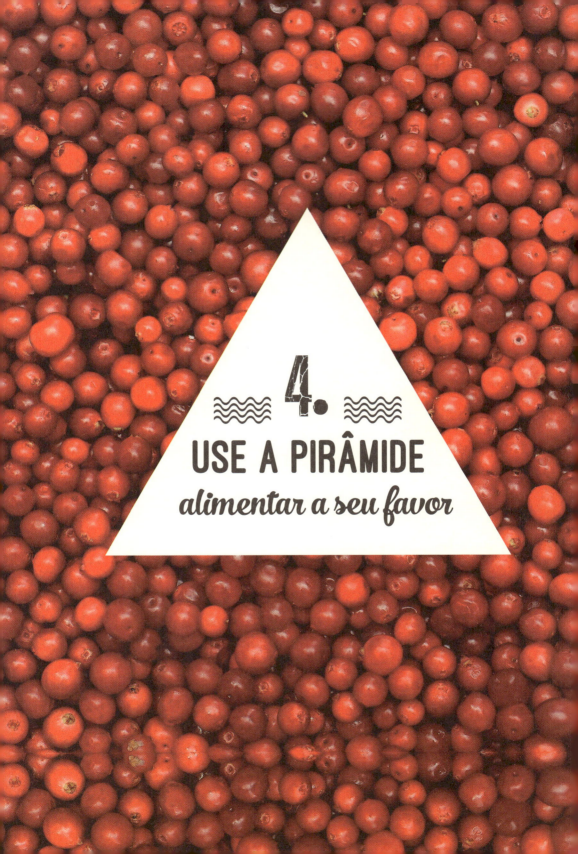

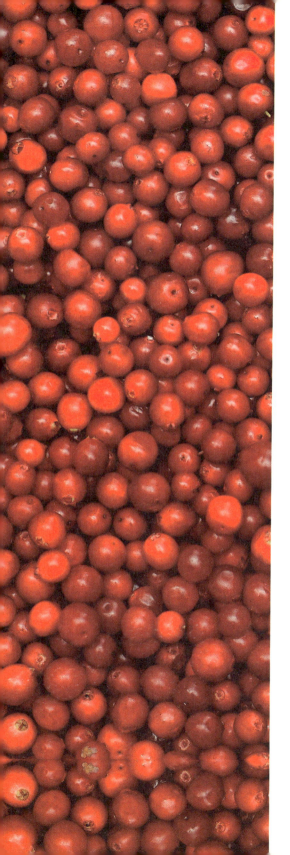

O segredo da alimentação saudável é seguir uma dieta regrada e prazerosa, composta de alimentos com os quais você está acostumado e outros que você não sabia que podiam ser tão gostosos. É importante variar o cardápio e, principalmente, observar e controlar as porções de acordo com as suas necessidades diárias. E não cair nessas dietas da moda, claro!

A pirâmide alimentar divide os alimentos de acordo com suas funções e seus nutrientes e é uma estratégia de alimentação antiga que funciona muito bem até hoje. Utilizando os conceitos e a ingestão dos grupos alimentares, você consegue ter bons resultados. Veja como se orientar por ela.

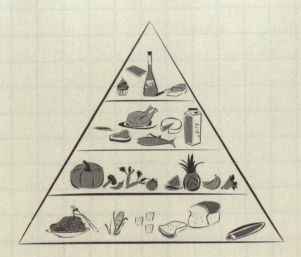

- ## FRUTAS, VERDURAS E LEGUMES

    Devem compor a alimentação diariamente e ser consumidos como parte de todas as refeições, além de ser a primeira escolha para um lanche. Coma pelo menos cinco porções de frutas, verduras e legumes diariamente. A ingestão desses alimentos tal como recomendada ajuda a prevenir câncer, obesidade e outras doenças crônicas, como as cardíacas. São as principais fontes de vitaminas, minerais e compostos antioxidantes.

- ## CARBOIDRATOS (PÃES, ARROZ, BATATAS E MASSAS)

    Este grupo de alimentos também deve compor a base da alimentação. Os carboidratos contêm hidratos de carbono, que são a principal fonte de energia do corpo para que ele execute suas funções diárias.

    Sempre que puder opte pelos integrais (não refinados), pois são ricos em fibras e outros nutrientes que proporcionam muitos benefícios à saúde (ajudam a prevenir câncer, diabetes e doenças do coração, por exemplo). Além disso, alimentos integrais têm uma digestão mais lenta, garantindo a sensação de saciedade por mais tempo.

4 - USE A PIRÂMIDE ALIMENTAR A SEU FAVOR

- ### LEITE E DERIVADOS
  Seu consumo deve ser controlado por causa do elevado percentual de gordura saturada que contêm. Porém, esses alimentos são uma importante fonte de cálcio e outros micronutrientes, essenciais para a saúde dos ossos e dentes. Recomenda-se a ingestão de 2 a 3 porções ao dia, incluindo leites, iogurtes e queijos.

- ### CARNES (PEIXE, FRANGO ETC.) E OVOS, FEIJÕES E OLEAGINOSAS
  Este grupo inclui alimentos animais e fontes vegetais de proteína, o principal componente estrutural e funcional de todas as células. A proteína deve fornecer ao corpo entre 10% e 15% de energia na dieta. As oleaginosas (castanhas, nozes e amêndoas) também são fontes de gorduras insaturadas e compostos antioxidantes que auxiliam no funcionamento adequado do organismo.

- ### ÓLEOS E GORDURAS, AÇÚCARES E DOCES
  Alimentos deste grupo devem compor a menor proporção na alimentação, pois podem conter "calorias vazias" e poucos nutrientes, embora constituam uma importante fonte de energia. São alimentos ricos em componentes não saudáveis, tais como gorduras saturadas, trans, açúcar e sal – todos associados à elevação na densidade energética de uma preparação, ao aumento de acúmulo de gordura no corpo e riscos de desenvolvimento de doenças. Alimentos como óleos vegetais, manteigas, margarinas, molho de soja e molhos prontos podem ser ótimos para melhorar o sabor de outros alimentos não tão saborosos, mas é preciso ficar de olho na quantidade consumida. O azeite de oliva extravirgem ainda é incluído neste grupo, entretanto apresenta um perfil bom de gorduras e compostos antioxidantes que são importantes para a saúde e a redução nos riscos de doenças. O ideal é não passar de uma colher de sopa ao dia.

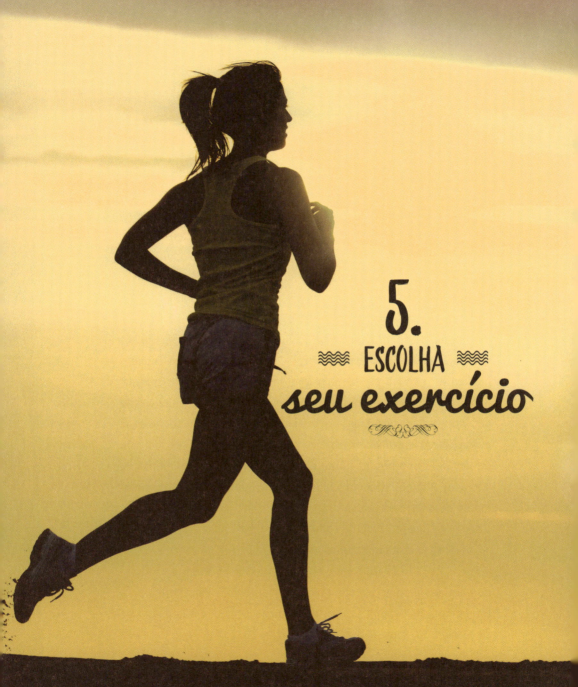

DEPOIMENTO

Quando era pequeno, eu frequentava escolinha de futebol, como quase toda criança brasileira da minha época. Mas, na realidade, eu não gostava muito – sempre chegava atrasado às aulas e nunca fiz teste para ser profissional, que é o sonho de tantos garotos. Eu só me descobri como atleta quando a luta, ou melhor, o tae kwon do, entrou na minha vida. Eu acordava motivado a treinar, mesmo de madrugada. Ali eu me encontrei! Acabar um treino ou um campeonato satisfeito por ter feito tudo com alegria é a comprovação de que aquela atividade é a certa para você. É muito importante ser feliz no que se faz.

Além disso, é fundamental ter seus objetivos bem claros, no que quer que seja: carreira profissional, família, saúde, bem-estar. Assim, você sempre vai ter garra e determinação. As frustrações e os obstáculos sempre existirão; temos que estar cientes e preparados para superá-los.

Anderson Silva, lutador de MMA

Além das dúvidas sobre alimentação, outro impasse que surge quando pensamos em mudar o estilo de vida é: "Por onde começar?".

A genética e a personalidade são fatores primordiais a serem levados em consideração.

Eu me encontrei nos esportes individuais. Todos os esportes trazem benefícios, então você deve escolher aquele que te faz sentir bem! Não adianta cair no papo de: "Ah, a fulana faz dança de salão e está com um corpo lindo, vou fazer também!". Não é porque aquela famosa conquistou o corpo dos sonhos fazendo determinado exercício que você vai ficar igual a ela praticando a mesma atividade. Se você se apaixonar por um exercício/esporte, vá em frente; caso contrário, procure outro que te dê prazer. Só assim terá motivação para levar a nova rotina a sério.

No quadro abaixo, há opções de atividades e suas características gerais. São apenas algumas ideias para te incentivar a pesquisar, experimentar e, assim, encontrar seu esporte preferido.

Atividade	Características gerais	Gasto calórico	EPOC[1]
MUSCULAÇÃO	Atividade física que mais estimula o metaboslimo, que continua queimando calorias por horas depois de finalizado o treino	300 calorias em 1 hora de treino moderado	De 12 a 24 horas
CORRIDA	Trabalha principalmente o sistema cardiovascular e, por isso, é ideal para queimar muitas calorias	450 calorias em 30 minutos de treino intenso	Até 8 horas
LUTAS	Mobilizam vários grupos musculares ao mesmo tempo, o que leva a um gasto calórico bem alto. Também aumentam o condicionamento cardiovascular, a resistência muscular, a agilidade e a coordenação motora	800 calorias entre 60 e 90 minutos de treino moderado a intenso	Até 5 horas

5 - ESCOLHA SEU EXERCÍCIO

BIKE/TRANSPORT	Ideal para quem quer queimar calorias e tornear pernas e glúteos	500 calorias em 1 hora de treino moderado a intenso	Até 3 horas
GAP	Aula localizada com foco nos glúteos, no abdome e nas pernas	350 calorias em 50 minutos de treino moderado a intenso	Até 1h30
POWER JUMP	Atividade com saltos que queima muitas calorias e ajuda no fortalecimento das pernas, panturrilhas e glúteos	600 calorias em 1 hora de treino moderado a intenso	Até 1h30
STEP	Subir e descer degraus é uma ótima opção para ajudar no emagrecimento, tonificar as pernas e melhorar a coordenação motora	600 calorias em 1 hora de treino moderado a intenso	No mínimo 30 minutos
TÊNIS	Ótimo para tonificar o corpo e distrair a mente, já que o esporte é praticado em dupla. Trabalha membros inferiores e superiores	600 calorias em 1 hora	Por volta de 1 hora
DANÇA	Além de ser um ótimo exercício físico e ajudar na queima de calorias, é uma das opções mais relaxantes e divertidas	350 calorias em 1 hora de treino moderado a intenso	Por volta de 1 hora

---

1 EPOC: Quando terminamos o exercício, o consumo de oxigênio do seu corpo não retorna aos valores de repouso imediatamente. Esta demanda de energia durante o período de recuperação é conhecida como consumo excessivo de oxigênio pós-exercício (EPOC), o que pode manter seu metabolismo acelerado e queimando calorias durante horas após o treino.

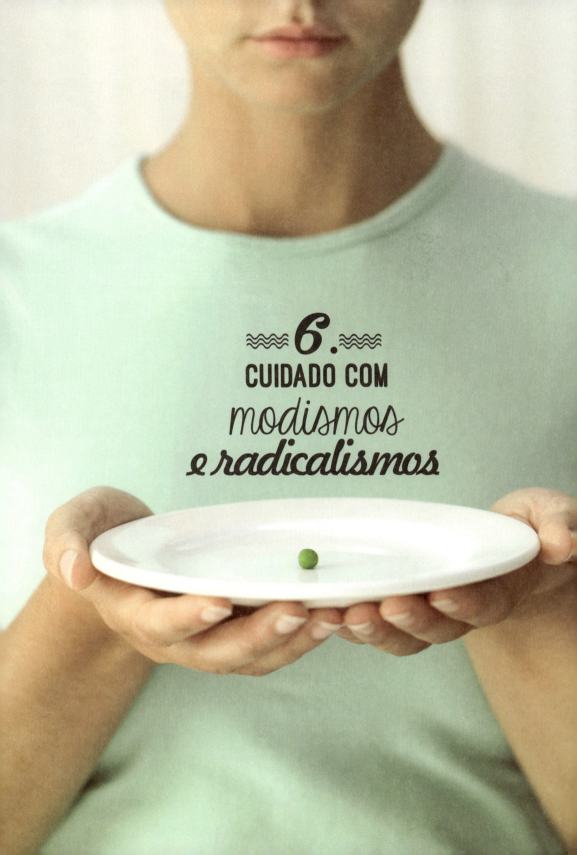

Vejo muitos erros – alguns absurdos – reproduzidos por leigos e até por profissionais em artigos e entrevistas para a imprensa. Saúde é um assunto que requer respeito profissional, cautela e muita, muita responsabilidade.

Muitas das sequências de exercícios e das dietas espalhadas pela internet não têm nenhuma comprovação científica. Quem entra nesse tipo de dieta acaba se transformando involuntariamente em cobaia – e pode colocar a própria saúde em risco.

Eu já testei quase todas as dietas da moda e as tendências de exercícios, pois, para mim, como profissional da saúde, é importante comprovar os resultados. Isso me permite falar com propriedade sobre o que funciona e o que não funciona.

Pois bem, com a dieta sem carboidrato, eu quase fiquei depressiva. O AEJ (aeróbio em jejum) quase me fez ser atropelada na rua por conta de uma queda brusca de pressão. A dieta de banana e água só me fez enjoar de banana por um bom tempo. Com a dieta sem lactose e sem glúten, acabei comendo mais do que devia.

No final das contas, não tem segredo nem fórmula mágica. O estilo de vida saudável precisa ser construído com paciência, tijolinho por tijolinho; não se pode apressar a "obra". Como eu já disse, a mudança de rotina deve ocorrer, primeiro, na cabeça. Depois que você estiver consciente das mudanças – e do esforço que elas exigem –, aí sim entram em ação a alimentação, os exercícios e os tratamentos que auxiliam no processo.

O ESTILO DE VIDA SAUDÁVEL
PRECISA SER CONSTRUÍDO
com paciência

DIETAS DA MODA

As dietas da moda me preocupam muito. A alimentação é o fator mais importante, seja no processo de emagrecimento, seja no de fortalecimento — ou mesmo no de obtenção/manutenção de um estilo de vida saudável. Você vai emagrecer com essas dietas? É claro que sim. Provavelmente vai emagrecer muito. Mas e daqui a cinco anos, como vai estar o seu organismo? Eu respondo: com deficiência de nutrientes, anemia, desordens fisiológicas, entre vários outros problemas.

Dietas como a da proteína (dr. Atkins), da restrição de carboidratos, de Dukan, do gelo, da cetose, do tipo sanguíneo etc. ficam em evidência por alguns meses. Só que as pessoas que aderem a elas podem carregar problemas por anos.

Recentemente, voltou-se a dizer que não há problema em consumir carboidratos à noite. Os carboidratos, com raras exceções, sempre foram banidos do jantar de quem queria emagrecer; de uns anos para cá, tinham sido banidos por completo das dietas. Carboidrato sempre foi bom. A pirâmide alimentar está aí há décadas para ser seguida, embora muitas dietas da moda tenham surgido para destruí-la.

No entanto, começa-se a perceber, agora, que tentar cortar carboidrato do regime alimentar pode trazer prejuízos à saúde, por isso fizeram as pazes com ele. Repito: carboidrato sempre foi bom. Carboidrato é bom de manhã, de tarde e de noite. É importante dentro de uma dieta saudável e, consequentemente, auxilia no emagrecimento. Carboidratos complexos (como arroz, pães e cereais integrais) garantem uma digestão mais lenta, com o consequente "sono do Garfield".

Quem não consome carboidrato acaba ingerindo porções maiores de proteínas e gorduras. Essa supercompensação (excesso, melhor dizendo) faz mal à saúde. O carboidrato consumido à noite garante saciedade, pois libera hormônios vinculados à regulação de fome, o que ajuda a evitar ataques à geladeira durante a madrugada. Além do quê, a ingestão de carboidrato provoca o aumento da glicemia, livrando as pessoas do desejo compulsivo por doces. Sem carboidrato, o corpo não tem reservas energéticas para realizar exercícios; sem reservas energéticas, em vez de perder apenas gordura, o indivíduo perde também músculos, sofrendo fadiga precoce – ou seja, ocorre um emagrecimento danoso.

Sou contra a restrição não só de carboidratos, mas de qualquer nutriente. (Casos de intolerância a lactose ou a glúten são outra história.) Qualquer pessoa deve se informar muito bem antes de aderir a uma dieta. Coloque o nome da dieta em sites de busca, procure pesquisas e artigos médicos ou científicos que comprovem sua eficiência em um longo período. Na dúvida, consulte um profissional. O equilíbrio alimentar está em consumir de maneira dosada a maioria dos nutrientes.

PROPAGANDA ENGANOSA

Como muitas dietas, algumas estratégias de exercícios são destruídas pela ciência pouco depois de surgirem. Não confie em nada do tipo "Tome este medicamento junto com o exercício e fique com gominhos", "Corra três horas e perca tantos quilos", "Utilize este tremelique e fortaleça seus músculos abdominais".

Como cada organismo tem as suas especificidades e responde de modo diferente a um mesmo estímulo, o mais importante mesmo é realizar aqueles exercícios aos quais o seu corpo se adapta melhor.

Como saber se você é ou não cobaia?

Para dietas:
- Se for uma dieta da moda, procure saber sobre sua eficácia dentro de um período longo e sobre o médico ou nutricionista que a recomenda.
- A maioria das dietas com restrição não possuem em eficácia comprovada cientificamente no longo prazo nem são avaliadas consensualmente pelos especialistas. Se há controvérsias, nem tente. Quando se trata de bem-estar, é melhor não correr riscos.

Para exercícios:
- Se o seu professor/instrutor te passar um exercício que nem ele consegue fazer, pode ter certeza: você está sendo cobaia de uma invenção.
- Métodos que garantem resultados instantâneos não são duradouros e podem acarretar lesões.
- O treinamento aeróbio em jejum é muito perigoso para iniciantes. Não se teste. Você pode até emagrecer, mas sofrerá várias desordens no organismo.

A internet está aí para ser utilizada. Em uma busca criteriosa, você encontra resumos de artigos acadêmicos que mesmo quem não é especialista consegue entender. Verifique a autenticidade do que foi publicado. Procure, conteste, pergunte, tire dúvidas, converse sobre o tema com um profissional.

Hoje, o que mais me preocupa são as pessoas sem especialização que influenciam gostos, comportamentos e estilos de vida e dão dicas equivocadas de saúde, exercícios, dietas. Eu e toda a equipe do *Kilorias*, como profissionais, não abrimos mão do cuidado com a informação. Para publicarmos alguma coisa, o conteúdo tem que ser sério e ter base científica. No caso de produtos, principalmente suplementos e medicamentos, é necessário que sejam liberados pela Agência Nacional de Vigilância Sanitária (Anvisa).

Volto a dizer: não existe receita de bolo para treinamento e alimentação. O que serve para um pode não servir tão bem para outro... Saúde não é moda nem influência. Saúde é conteúdo e rotina.

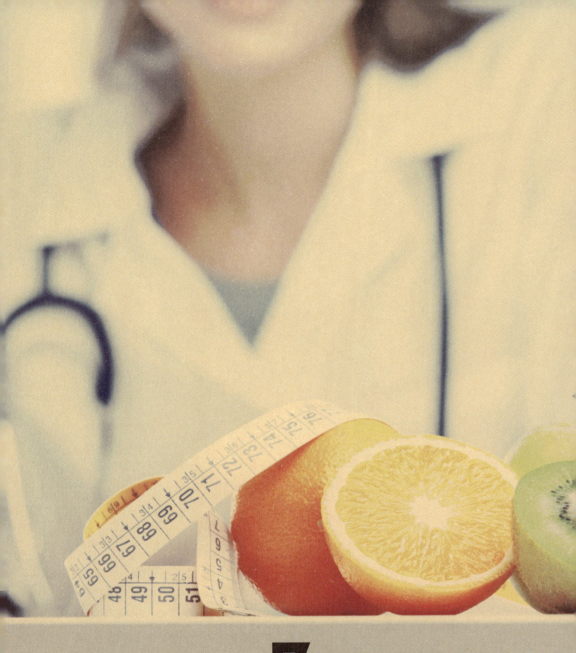

7.
A IMPORTÂNCIA DO
trabalho profissional

As academias sempre exigem de novos alunos uma avaliação física e médica. Você deve saber o porquê, mas eu vou insistir nesse ponto para que não haja nenhuma dúvida.

Todos sabemos que praticar exercícios é ótimo por milhares de motivos. Quando essa prática se dá com orientação, melhora o bem-estar, a autoestima, a liberação de hormônios relacionados ao emagrecimento e ao humor, a saúde do coração, as diversas funções metabólicas do corpo... Enfim, exercitar-se é promover a saúde geral do organismo.

O que nem todos sabem, no entanto, é que o exercício físico é considerado um estresse para o corpo. Mas calma! É um estresse "do bem".

Para realizar qualquer atividade física, o corpo precisa primeiro entrar em ação. E a primeira reação ao estresse é a liberação de hormônios estressores, como catecolaminas e cortisol; esses hormônios, quando liberados por um longo período ou em grande quantidade, podem provocar uma redução da resposta do sistema de defesa, ou seja, uma baixa no sistema imunológico. Assim, exercícios com duração superior a uma hora e meia podem desencadear esse processo.

Além disso, a atividade física inadequada pode levar a quadros de sobrecarga cardiovascular, fadiga precoce, descompensações metabólicas e hormonais.

Agora, se você é iniciante ou faz atividade física sem supervisão constante, precisa prestar atenção em alguns procedimentos básicos. Antes de iniciar uma nova atividade, seja ela qual for, é de extrema importância passar pela avaliação de um médico esportivo ou cardiologista. Ele fará uma anamnese, que nada mais é do que uma entrevista detalhada para saber o seu histórico familiar de doenças e outros dados pessoais. Em seguida, você será orientado a fazer um eletrocardiograma em repouso e de esforço. Esses exames servem para saber como está o seu coração e como ele reage à prática de uma atividade física intensa, com o objetivo final de proteger o seu sistema cardiovascular e melhorar o seu condicionamento físico de maneira saudável.

Eu já ouvi muitas pessoas falarem: "Eu sou jovem, nada vai acontecer comigo!". Mas não é bem assim. Sempre trabalhei com pesquisas e voluntários adolescentes saudáveis. Lembro de um rapaz de 20 anos, praticante de corrida, sem nenhum histórico familiar de doenças, que, ao fazer um exame, viu a sua pressão arterial disparar a ponto de ser imediatamente encaminhado a um especialista, que o proibiu de realizar qualquer esporte até que a hipertensão fosse tratada de forma adequada. Com supervisão, ele pôde voltar progressivamente aos exercícios. Não é tão raro uma pessoa ativa apresentar esse tipo de problema.

E as pessoas sedentárias, claro, apresentam um risco ainda maior de ter algum tipo de doença cardiovascular, como doença arterial coronariana ou infarto agudo do miocárdio.

Se o indivíduo já tiver alguma doença, ainda assim pode praticar atividade física, mas *sempre* com acompanhamento de um médico e de um educador físico.

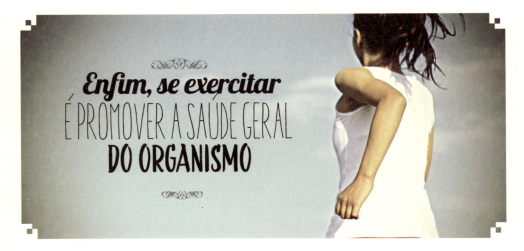

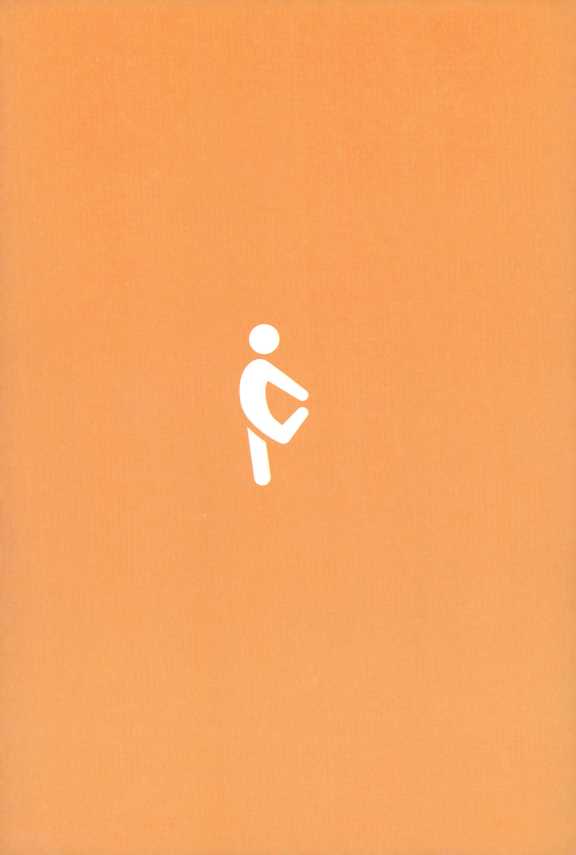

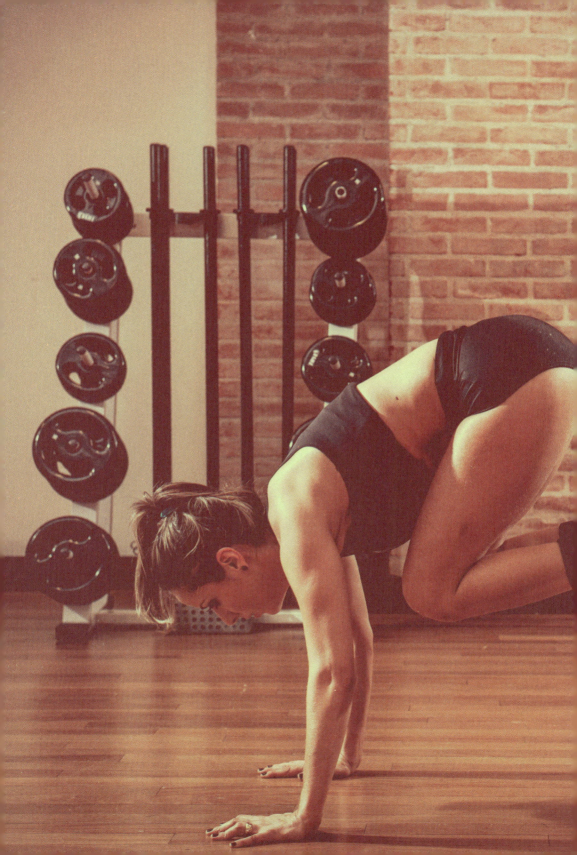

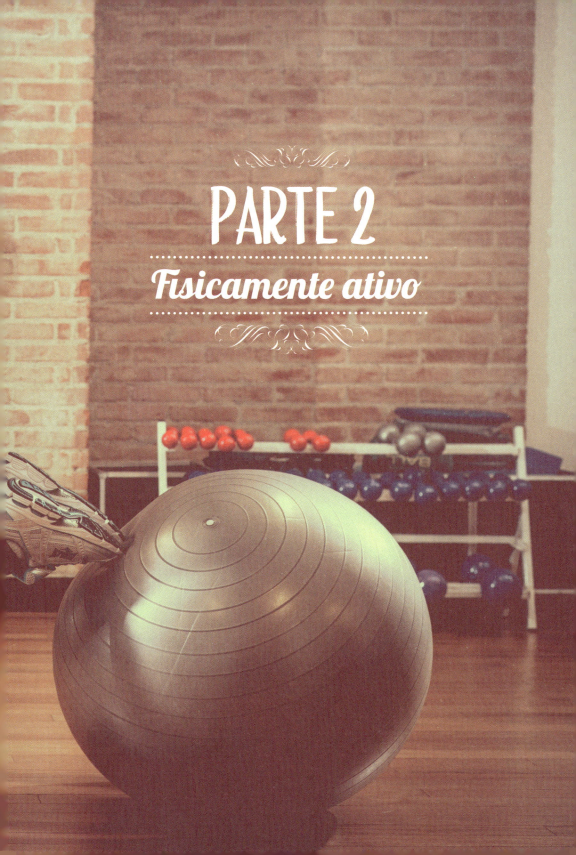

8. Estabelecendo metas

- Beber mais água
- Menos stress
- Força de vontade
- Dormir bem
- Fazer exercício
- Evitar chocolate
- Sem desculpas
- Evitar fritura

"Por quê?" Esta é a primeira pergunta que você deve se fazer ao decidir mudar seu estilo de vida mais saudável. Como tudo na vida, sem objetivo não se vai muito longe... Quantas vezes amigas minhas me disseram que estavam infelizes com o corpo, mas, quando eu sugeria que começassem a treinar, vinham logo com uma desculpa? Eu insistia, perguntava qual era a prioridade delas. Mas a verdade é que, por mais que não se sentissem bem com o próprio corpo, elas simplesmente não estavam a fim de mudar.

Por isso, antes de subir na esteira ou recusar a próxima sobremesa, pare e reflita sobre algumas questões que te ajudarão a encontrar a sua resposta:

√ Você se sente bem com o seu corpo?
√ Como você se enxerga daqui a alguns anos?
√ O que você está fazendo para a sua felicidade?

Reconhecer que você precisa mudar alguns hábitos diários já é um ótimo começo; agora, para de fato mudar, é fundamental estabelecer metas e ter determinação.

Mas, especialmente nessa etapa inicial, não seja muito rigoroso consigo mesmo nem busque objetivos impossíveis de ser atingidos. Ninguém emagrece 10 quilos em uma semana nem consegue um bumbum durinho de um dia para o outro. A definição de metas semanais ou até mesmo diárias *reais* é o melhor estímulo para que você se mantenha animado e não desista fácil (como em todas as outras vezes...). Aqui divido alguns exemplos de metas que funcionam comigo:

√ Treinar pelo menos três vezes nessa semana;
√ Não comer chocolate entre segunda e sexta-feira;
√ Esta semana eu não vou comer sobremesa depois da janta;
√ Hoje eu só volto para casa depois de ir à academia.

A trajetória não será fácil, mas também não pode ser impossível. A mudança deve ocorrer de maneira natural e espontânea, encaixando-se na sua rotina. Escolha um exercício do qual você goste de verdade, inclua na sua dieta alimentos saudáveis que te deem prazer e tenha claro na sua cabeça o que você busca: emagrecer, fortalecer, se livrar de uma dor ou simplesmente levar uma vida mais saudável. Tudo isso ajuda a evitar o famoso vaivém na dieta e no treino.

Estabeleça seus objetivos, calce o seu par de tênis, refaça a lista do supermercado e vamos nessa!

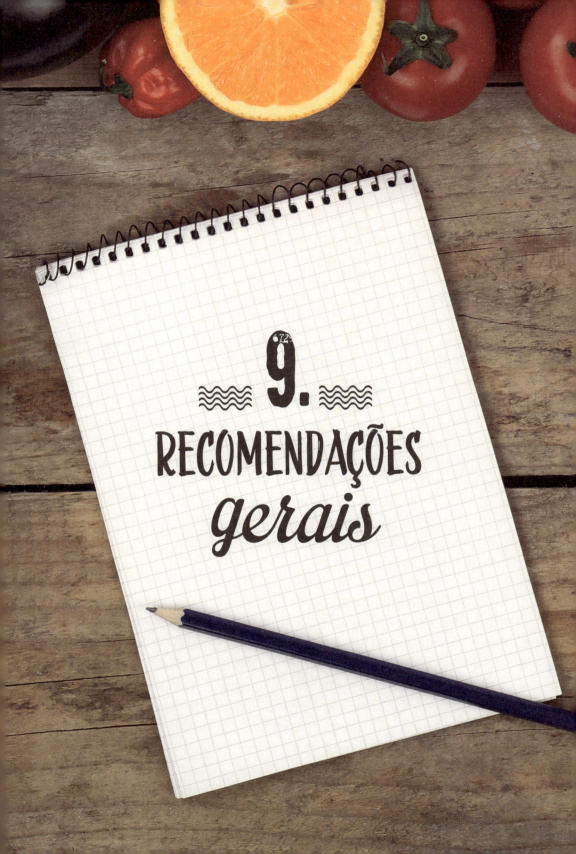

9. Recomendações gerais

Antes de começarmos a tratar diretamente dos dois objetivos mais comuns entre praticantes de atividade física — emagrecimento e fortalecimento muscular —, vou dar algumas recomendações e dicas que valem para todo e qualquer tipo de exercício, independentemente de qual seja a sua intenção.

COMPLEMENTOS DO SEU TREINO

Certamente você já ouviu falar em aquecimento, desaquecimento e alongamento. Essas práticas são importantíssimas para que você prepare o seu corpo para o início e o fim do seu treino. Elas garantem a completude do exercício e os melhores resultados. Já a sequência dos complementos é uma questão muito discutida entre pesquisadores de atividade física; por isso, a orientação de um profissional de confiança é essencial.

A sequência que eu sugiro aos meus alunos é esta: liberação miofascial (já explico na próxima página); aquecimento; exercício propriamente dito; desaquecimento (fase de volta à calma); e, por fim, alongamento.

Liberação miofascial

Sempre inicio os meus treinos e os dos meus alunos com a liberação miofascial e o aquecimento. Baseio essa periodização de treino em fontes bibliográficas e autores nos quais confio.

Os músculos do nosso corpo são envoltos por um tecido chamado de *fáscia* (sabe aquela pele transparente que envolve a carne bovina e que a gente tira quando limpa a carne? Aquilo é a fáscia!). Ela tem a função de separar os grupos musculares, deixá-los bem empacotadinhos e, ao mesmo tempo, conectá-los aos ossos e às articulações.

Dessa forma, quando contraímos um grupo muscular (movimento da musculação), a fáscia organiza o movimento em sintonia. É claro que o músculo não faz esse trabalho sozinho; ele precisa da sua ajuda para que o movimento ocorra de forma eficiente.

No entanto, quando há forte aderência entre a fáscia e a musculatura, ocorre perda de eficiência muscular (tanto em flexibilidade quanto em contração). É aí que entra a liberação miofascial, uma espécie de massagem que ajuda a liberar a tensão muscular (causada pela aderência entre a fáscia e a musculatura). A liberação proporciona um deslizamento fácil entre o músculo e a fáscia, tornando a contração muscular eficaz e melhorando a funcionalidade e a mecânica do movimento em geral. Essa massagem pode ser realizada com diversos equipamentos; os mais simples são: bolinha de tênis, bola medicinal ou de ginástica, uma toalha enrolada ou até mesmo uma daquelas bolinhas de brinquedo para cachorro. É claro que, num primeiro momento, a liberação miofascial deve ser orientada por um profissional de educação física ou fisioterapeuta, até que você aprenda a realizar os movimentos de forma correta.

É possível fazer a liberação utilizando o peso do próprio corpo ou com a aplicação, pelo profissional, da ferramenta em pontos específicos.

Vale lembrar que a liberação miofascial também pode ajudar na recuperação dos músculos após o treino, pois proporciona melhora da extensão muscular e restaura suas funções normais.

Aquecimento

Na sequência da liberação vem o aquecimento, que funciona como um aviso ao corpo de que ele será exigido.

Há uma diferença muito grande entre *aquecimento* e *alongamento* – e uma discussão interminável sobre a necessidade de alongar antes do treino ou não. Eu acredito muito nas teses e nos estudos que dizem que a fadiga e o número de lesões diminuem quando *não* se faz alongamento pré-treino. Por quê? Bem, se o alongamento estende e relaxa os músculos (ao passo que o aquecimento prepara para o estresse e o impacto e eleva aos poucos a frequência cardíaca), seria contraditório aplicar alongamento *antes* do treino.

Enfim, diante de tantas discussões, prefiro acreditar e confiar no que não deixa dúvida: o aquecimento dinâmico e ativo prepara as fibras musculares para o exercício. O aquecimento avisa o seu organismo que ele próprio entrará em movimentação e que gastará energia, ativando cada grupo muscular.

O aquecimento ativo pode ser uma caminhada leve, uma sessão de corda ou uma série de flexões. O importante é realizar várias repetições ou movimentos sem carga, em velocidade constante, durante mais ou menos 10 minutos.

Desaquecimento

Após o exercício principal, deve vir uma etapa que chamamos de desaquecimento, cool down ou, ainda, volta à calma. Ela serve para desacelerar o ritmo do treinamento e do coração para que o treino seja então finalizado. Nas academias, é a coisa mais comum ver pessoas correrem por 30, 40, 60 minutos e, de repente, dar um tapão no botão "stop" da esteira. Essa parada repentina em um treino moderado ou intenso pode causar tontura e até mesmo uma queda.

É preciso respeitar a volta à calma para o corpo retornar ao seu estado de equilíbrio (homeostase). Se você correr na esteira, ande pelo menos 10 minutos em velocidade baixa antes de parar; se fizer musculação, caminhe pela sala até a sua frequência cardíaca retornar a um nível próximo do normal.

Alongamento

Um hábito que muitos temos é o de alongar assim que chegamos à academia. Eu, no entanto, defendo que, antes do treino, o corpo deve ser preparado, colocado em estado de alerta para o exercício que está por vir, e o alongamento deve ser feito apenas *depois* do exercício principal, para relaxar os grupos musculares. Acredito que o alongamento estático (movimento lento até sentir os músculos repuxar, permanecendo na posição durante 30 segundos), quando realizado *antes* do treino, não previne lesões e ainda *prejudica* a força e a velocidade do praticante.

O alongamento não é um vilão. Ele pode, sim, trazer vários benefícios, mas é preciso entender quando realizá-lo, a quantidade certa e o tipo de alongamento correto para a atividade planejada.

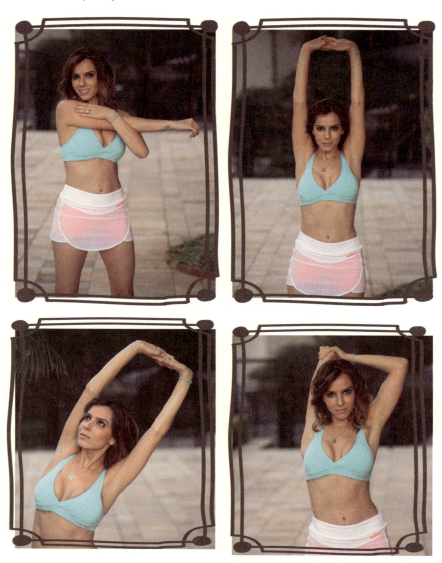

9 - RECOMENDAÇÕES GERAIS

HIDRATAÇÃO

A hidratação é imprescindível. É muito comum as pessoas se queixarem que têm dificuldade de beber bastante água ao longo do dia. Ou porque esquecem ou porque não gostam, e só se lembram de tomar quando realmente sentem sede. Na época da faculdade, eu trabalhei em uma comunidade carente de Santos e, uma vez, realizei uma pesquisa sobre hidratação com os moradores locais. Perguntei a uma mulher quantos copos de água ela bebia por dia, e ela me respondeu sem o menor constrangimento: "Não tomo água há anos. Só bebo suco de laranja com cenoura!". A mulher realmente substituía água por suco de laranja com cenoura! Bem, o excesso de betacaroteno acabou rendendo a ela uma pele alaranjada e um alto grau de toxicidade causado pelo excesso das vitaminas ingeridas.

Suco é suco, água é água. É fundamental ingerir água pura. Agora, se você já toma bastante água e quer alternar com outros líquidos, sucos e chás são boas opções. O importante é escolher bebidas sem conservantes e não adicionar açúcar. Outra boa dica para enganar o paladar é beber água pura aromatizada com folhas (por exemplo, hortelã, menta, erva-doce) ou com cascas de fruta (laranja, maçã, limão). O que importa mesmo é consumir água!

Isso porque dois terços do nosso corpo são compostos de água e, durante o dia, perdemos água pela urina, pelo suor e até pelas lágrimas. No decorrer da atividade física, essa perda é maior, pois o corpo produz mais calor e o organismo precisa acionar mecanismos (como o suor) para eliminá-lo. Assim, sem uma reposição adequada de líquidos, a quantidade de água do corpo pode cair para um nível muito abaixo do normal e comprometer funções vitais como a manutenção da temperatura central, a proteção de órgãos e a excreção de toxinas. Um quadro grave de desidratação apresenta sintomas como boca seca, redução da pressão arterial, dores de cabeça, tontura e fadiga muscular.

O tecido muscular também é composto principalmente de água; assim, quanto menos água no organismo, mais fácil se atinge a fadiga muscular. Isso significa que uma pessoa desidratada não tem uma resposta muscular adequada, comprometendo a prática do exercício físico e, consequentemente, seus resultados. Por esse motivo, é extremamente importante ingerir líquidos *antes*, *durante* e *depois* da prática esportiva.

Em caso de desidratação, reidrate-se preferencialmente com água, água de coco ou sucos naturais (melancia e melão são frutas com bastante água em sua composição). Bebidas alcoólicas ou à base de cafeína geralmente estimulam a perda de água, intensificando o quadro de desidratação; então, se você ingerir esse tipo de bebida antes do treino, precisa adotar uma estratégia de hidratação intensa.

Atletas de alto rendimento podem sofrer também queda brusca dos níveis de sal, por conta da desidratação causada por suor excessivo e hidratação insuficiente. Nesse caso, uma ótima forma de reposição são os eletrólitos (bebidas isotônicas com compostos de líquidos e sais minerais).

É FUNDAMENTAL INGERIR *Água pura.*

Bebidas esportivas devem ser consumidas somente quando associadas à atividade física. Vejo muita gente consumindo esse tipo de bebida no dia a dia. Isso é um erro!

Tais bebidas são compostas por eletrólitos e possuem alto teor de carboidratos (cerca de 6%, ou 12 gramas). A função dos isotônicos é hidratar adequadamente e fornecer energia suficiente e de forma imediata *durante o exercício*. Portanto, devem ser consumidos logo antes, durante ou logo depois da atividade.

A comida pode fornecer até 20% da ingestão diária de água, e alguns alimentos específicos ajudam muito nesse sentido:

√   Bagas, como mirtilo e groselha, contêm 90% de água em sua composição.

9 - RECOMENDAÇÕES GERAIS

- √ Morango, framboesa e abacaxi são ótimos hidratantes. Uma boa sugestão é o geladinho de frutas: amasse morangos e framboesas, adicione suco de limão e um pouco de mel, coloque em saquinhos e depois leve ao congelador; fica uma delícia!
- √ Iogurte contém potássio e sódio, que ajudam a repor os sais minerais. Uma ótima opção é misturar com maçã, pêssego ou cenoura, alimentos ricos em água. Batida no liquidificador, essa mistura pode virar um delicioso smoothie.
- √ Kiwi, pera, espinafre, melancia, aipo e pepino também são bons hidratantes.

Por fim, lembre-se:

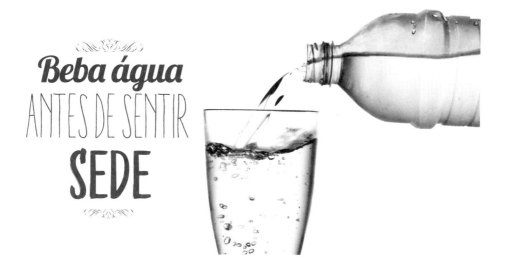

ENTENDENDO AS DORES MUSCULARES DECORRENTES DA ATIVIDADE FÍSICA

Como saber se está pegando leve demais, pesado demais ou na medida certa para você? Aquela dorzinha muscular do dia seguinte é um ótimo indicativo. Ela é supernormal e costuma mostrar que seu corpo está enfrentando uma situação a que não estava habituado. Esse desconforto pós-treino pode ser causado tanto pelo acúmulo de ácido lático quanto pelas microlesões das fibras que antes não eram trabalhadas e são reconstruídas para aumentar a resistência e a massa muscular. Por isso, por mais que incomode muitos iniciantes e pessoas que estão recomeçando um treino após um tempo de molho ou uma mudança de série, aquela dorzinha pode ser considerada boa, um sinal de que você está no caminho certo! É assim que eu penso.

Mas é importante saber diferenciar a dor "boa" de uma dor de lesão articular ou muscular, considerada ruim. A dor boa aparece no dia seguinte ao treinamento e costuma diminuir entre 48 e 72 horas, podendo permanecer por até uma semana dependendo da carga ou da intensidade do exercício. Ela não o impede, no entanto, de realizar normalmente suas atividades, nem prejudica seus movimentos.

Contudo, se ao longo dos dias ela não ceder ou, pior, aumentar a ponto de interferir em suas atividades diárias ou na execução de simples movimentos com o grupo muscular trabalhado, é bom procurar um especialista. Provavelmente você extrapolou e ela deixou de ser "boa".

A RECUPERAÇÃO TAMBÉM É *parte do treino*

Quando realizamos uma atividade física, principalmente musculação e exercícios anaeróbios, utilizamos e queimamos glicose para obtenção de energia, e, nesse processo, o oxigênio é essencial. Porém, quando estamos privados de oxigênio ou quando ele não é suficiente para suprir a demanda, a glicose acaba se degradando sozinha, produzindo cada vez mais ácido lático, que se acumula e causa dor.

Para evitar que isso ocorra, uma alternativa é realizar outro exercício, como corrida ou pedalada, por alguns minutos e em intensidade leve. Assim, o corpo entra em processo de "desintoxicação" do que chamamos de processo de acidificação da musculatura. O ácido lático é quebrado e utilizado para fornecimento de energia, evitando seu acúmulo. Outra sugestão é a massagem localizada para aumentar a irrigação sanguínea e ajudar a eliminar o excesso.

9 - RECOMENDAÇÕES GERAIS

Mas não deixe de levar em conta o tempo de recuperação. Você deve pensar nesse período como parte do treino. Não adianta treinar todos os dias da semana exercícios para uma parte específica do corpo. Assim, você pode conquistar lesões em vez da tão desejada barriga tanquinho.

O MELHOR HORÁRIO PARA SE EXERCITAR

O horário de treino é sempre um dilema. Hoje em dia, eu prefiro treinar no meu horário de almoço (início da tarde), mas, antes de ter filhos, amava treinar de madrugada. O meu rendimento era top!

Segundo um artigo publicado na "Revista Brasileira de Ciência e Movimento"[2], o desempenho pode ser influenciado por vários fatores:

1. **Temperatura corporal:** Ela atinge seu mínimo durante o sono da noite, por volta das 4 horas da manhã, aumenta durante o dia e atinge seu pico no final da tarde, por volta das 18h. A temperatura mínima, em média, é de 36°C, e a máxima, de 38,5°C. Durante o exercício, 80% da energia usada nas contrações musculares podem ser dissipados sob a forma de calor. Assim, o desempenho está relacionado ao horário em que a temperatura corporal atinge o auge, pois coincide com o pico do consumo de oxigênio, com o período de respiração mais intenso e com o máximo desempenho do metabolismo. Tudo isso costuma ocorrer entre as 15h e as 21h.

2. **Ritmos circadianos de repouso e em exercício:** A frequência cardíaca varia de 5% a 15% ao longo do dia, dependendo de muitos fatores como sono, postura, nível de atividade física e dieta. O pico da frequência ocorre em torno das 15h, sendo mais baixa durante a noite. O consumo de oxigênio, que é um importantíssimo marcador de desempenho, tem seu pico das 15h às 19h, sendo influenciado também pela temperatura corporal. O humor e o estado de alerta influenciam no desempenho do exercício. Evidências mostram que o estado de alerta, bem-estar, fadiga mínima e humor atingem o pico à tarde e no início da noite. Já tarefas cognitivas (como exercícios que envolvem raciocínio, atenção e rápida resposta) são realizadas com maior eficácia após o almoço.

---

2 MINATI, A.; SANTANA, M.G.; MELLO, M.T. *A influência dos ritmos circadianos no desempenho físico.*
  R. bras. Ci e Mov. . 2006; 14(1): 75-86.

3. **Variações por período do dia:** Ao longo do dia, nosso desempenho melhora até um limiar (entre as 12h e as 21h) e, a partir de então, começa a decair. Alguns estudos mostram que o melhor condicionamento físico ocorre em treinos realizados no final da tarde e início da noite, podendo ser mais seguro e causar menor desconforto.

4. **Tipo de exercício:** De acordo com algumas pesquisas, os exercícios de flexibilidade têm uma resposta melhor entre meio-dia e meia-noite. Já os exercícios de força muscular, potência anaeróbia e esforços explosivos atingem o máximo desempenho no final da tarde e período da noite, provavelmente devido à maior tolerância a altas intensidades e à temperatura corporal mais alta.

5. **Sono:** É importantíssimo para a recuperação. Uma noite bem-dormida traz diversos benefícios. Se você tem dificuldade para dormir, evite praticar exercícios intensos antes de se deitar, pois eles liberam adrenalina e dificultam o repouso. Pessoas que dormem pouco podem sofrer vários efeitos negativos, como redução na eficiência do processamento cognitivo, do desempenho físico, do processamento de informações, entre tantos outros. Vale lembrar que o exercício ajuda a ter uma noite bem-dormida, porém a privação de sono atrapalha o rendimento e afeta as respostas positivas no corpo.

Apesar de a maioria dos estudos apontar o fim da tarde/noite como melhor horário para o treino, se você preferir fazer isso pela manhã, não há problema algum. O importante é você encaixar o seu treino em um bom horário na rotina. Não adianta tentar ir à noite se você vai sempre desistir por sair tarde do trabalho ou trocar por compromissos com amigos.

É fundamental, portanto, saber que não adianta encaixar o treino em um horário vago do seu dia no qual você não está nada disposto. Isso porque todos nós temos um relógio biológico próprio (ritmo circadiano) e é normal que, durante o dia, nosso humor, nossa disposição e nosso desempenho oscilem. Para saber qual é o seu horário ideal para fazer atividades físicas, pare e pense em que momento do dia você se sente mais disposto e faça um esforcinho para encaixar o seu treino nele.

9 - RECOMENDAÇÕES GERAIS

CONDICIONAMENTO FÍSICO

O condicionamento físico é a capacidade que qualquer pessoa tem de se afastar cada vez mais do sedentarismo, melhorando a sua saúde. A resistência para realizar tanto exercícios aeróbios quanto anaeróbios (cárdio ou força) aumenta com o tempo, com a frequência de treino e dependendo da individualidade biológica do praticante.

As principais características de uma pessoa bem condicionada são:

√ Redução da frequência cardíaca basal;

√ Redução da pressão arterial, o que é excelente para quem tem predisposição a doenças cardiovasculares;

√ Melhora da elasticidade dos vasos sanguíneos, reduzindo a quantidade total de gordura, melhorando a circulação e reduzindo a resistência periférica;

√ Diminuição do colesterol ruim (LDL) e do percentual total de gordura;

√ Melhora na utilização de oxigênio pelas células para transformar os nutrientes em energia.

Mas o mais importante mesmo é o aumento do bem-estar físico e mental. Depois de seguir por algum tempo uma rotina de treino, é ótima a sensação de subir com tranquilidade aquele lance de escada que te deixava muito ofegante. Quando estamos mais condicionados, ficamos mais motivados para realizar as tarefas do dia a dia, nosso humor melhora e, consequentemente, nosso nível de estresse diminui.

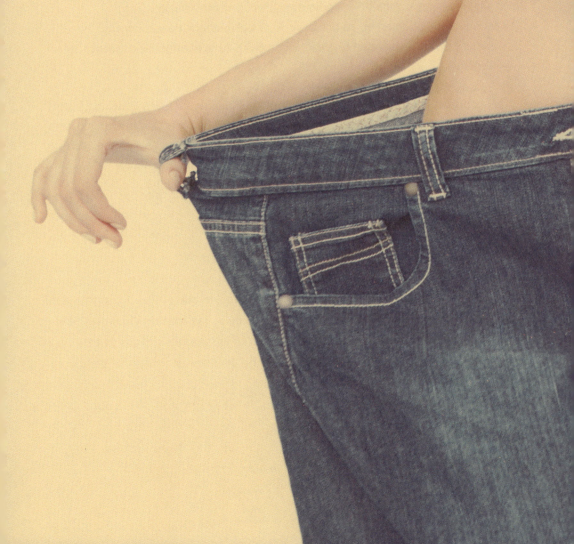

10.
EMAGRECIMENTO

Tanto uma pessoa obesa quanto uma pessoa com sobrepeso ou uma pessoa aparentemente magra mas com a composição corporal de gordura alta precisam emagrecer e, consequentemente, reduzir o percentual de gordura corporal. O que muitas vezes muda entre um caso e outro são a implementação e a necessidade de reorganização da dieta. Todos os pontos com foco em emagrecimento que descrevo aqui no livro podem ser usados para esses diferentes casos.

Quando o seu organismo dá o alerta de que você precisa emagrecer ou quando você não se sente bem com o espelho, a primeira coisa a fazer é procurar profissionais que possam te ajudar. Não adianta tentar começar tudo sozinho, pois você não vai saber organizar adequadamente a sua dieta nem o seu treino.

Outro ponto importantíssimo é ter paciência. Quando o assunto é emagrecimento, muitas pessoas têm dificuldade em encontrar o equilíbrio e apostam todas as fichas em uma só opção: ou exercício ou dieta. Com certeza, essas pessoas não conseguem os resultados esperados. Alimentação e exercício sempre devem andar juntos.

Sabe aquela famosa imagem do anjinho ajuizado e do diabinho sedutor que ficam rondando a cabeça de uma pessoa em dúvida? Então, às vezes essa pessoa está tentando emagrecer, e o diabinho normalmente pergunta: "Pra que fazer todo esse esforço se você pode simplesmente tomar uns remedinhos?".

Com certeza, é mais fácil ficar sentado em casa, tomar algumas cápsulas e emagrecer magicamente 2 quilos em uma semana. No entanto, os remédios para emagrecer produzem mais efeitos negativos do que positivos. Tanto é que a Agência Nacional de Vigilância Sanitária (Anvisa) proibiu vários deles.

É fundamental educar a população sobre os perigos que o uso indiscriminado de medicamentos "milagrosos" pode trazer. As bulas identificam os efeitos colaterais, mas muitas pessoas não dão a atenção necessária a isso.

Alimentação e exercício sempre devem andar juntos

Além do mais, esses remédios podem criar uma grande dependência, a ponto de a pessoa não conseguir manter o peso sem tomá-los. Remédios são indicados apenas em casos muito específicos – e, claro, somente um médico pode recomendar seu uso.

Opte pela forma mais saudável e natural de emagrecer: combine exercício físico, alimentação saudável e trabalho mental. Os resultados podem até demorar para aparecer, mas sem dúvida serão mais duradouros.

Não há fórmula milagrosa. É necessário ter motivação, força de vontade e abrir mão de alguns (apenas alguns) prazeres à mesa. Existem muitas formas de emagrecer sem medicamentos ou restrições excessivas. Reconhecer que se está acima do peso e buscar ajuda profissional são os primeiros passos.

DEPOIMENTOS

Alguns dos meus seguidores no Instagram já utilizaram medicamentos e contam suas experiências:

"Resolvi escrever porque sei como usar medicação é ruim. Fui viciada por mais de dez anos naquela velha fórmula de clordiazepóxido e fluoxetina. Mantive meu peso por alguns anos, mas, diferentemente de outras pessoas, eu não conseguia mais ficar sem o remédio; já estava viciada, dependia da química. Com o tempo, o remédio parou de fazer efeito para inibir o apetite, mas, só de pensar em ficar sem ele, eu ficava maluca. A sensação que a fórmula me proporcionava era DEMAIS! Eu sentia uma vontade gostosa de tomar café e fumar. Quando decidi parar com a medicação,

10 - EMAGRECIMENTO

pedi a ajuda de uma amiga médica, e fomos diminuindo a dose bem devagar. Cheguei a tomar 35 miligramas. Quando me mudei para o Sul do país e me casei, também com um médico, ele continuou o meu tratamento. Demorei seis anos para conseguir parar totalmente... Ao todo, tomei o remédio por dezesseis anos. Ele foi proibido no Brasil, mas não no lugar em que eu moro, divisa com o Paraguai. Mesmo assim, e com 15 quilos a mais do que quando tomava, eu não quero mais." (J. M.)

"Tomei por mais de quinze anos todos os inibidores que você possa imaginar, como femproporex, anfepramona e outros tantos, mas os danos foram muito maiores que os benefícios. Fiquei tão viciada nesses remédios que, mesmo quando eles não faziam mais efeito, eu ainda precisava deles para ficar acordada; sem eles, eu dormia por dias a fio, comecei a desmaiar sem perceber, do nada eu caía na rua, em qualquer lugar... Deixei a minha família desesperada! Quando comecei a tomar esses remédios, eu pesava 60 quilos (tenho 1,50m de altura); passei a pesar 48 quilos, porém, com a dependência, tive que começar um tratamento para me desintoxicar e a balança disparou: cheguei a 94 quilos! Há nove meses, estou numa batalha com alimentação saudável e atividade física e consegui eliminar 27 quilos. Estou feliz, animada, livre dessas drogas e o principal: saudável! Não recomendaria esses inibidores nem para um inimigo." (R. S.)

"Sou obesa desde pequenininha e, aos 17 anos, passei a tomar inibidores de apetite recomendados por um endocrinologista. No início, deu certo; emagreci com rapidez e facilidade. Só que, com o tempo, comecei a sentir alguns efeitos colaterais como irritabilidade, palpitação, ansiedade e tive sérios problemas, como perda de memória recente. Na época, eu estava estudando pro vestibular; estudava muito, mas, em poucos dias, esquecia tudo, incluindo coisas simples, como o caminho de volta pra casa, se tinha tomado ou não banho, se tinha comido, não conseguia lembrar de senhas nem de números de telefone. Além disso, com a ansiedade em alta, eu comia muito mais do que o normal. Acabei recuperando rapidamente todos os quilos que perdi e ganhei mais alguns de brinde. Foi um sufoco! Nunca mais tomei remédio para emagrecer e não indico a ninguém. Demorei longos meses para voltar ao normal." (L. R.)

Alimentação e emagrecimento

A alimentação – conceito que envolve calorias, nutrientes, horários e até mastigação – é parte essencial do emagrecimento, respondendo por cerca de 60% do processo. Dietas da moda, restrição calórica e jejum estão longe de ser estratégias saudáveis, e, muitas vezes, faltam evidências científicas sobre sua eficácia a médio e longo prazo. Equilíbrio é a palavra-chave. O nosso organismo é movido por uma gama de nutrientes e precisa de cada um deles para manter os órgãos vitais e as funções, até mesmo as mínimas.

Antes de estudar sobre alimentação e exercício relacionados a bem-estar e saúde, eu testei muitas dessas dietas que a gente encontra na internet e até dietas que um amigo de um amigo tinha feito e dado certo. Lembro que, um belo dia, li na internet (na época que ainda era discada) que comer seis bananas por dia com dois litros de água emagrecia. O que eu, que sempre fui muito magra mas muito encucada com isso, fiz? Por semanas, comprei cachos e mais cachos de banana. Resultado? Não emagreci e quase fui parar no hospital de tanta fraqueza. Um pouco de imaturidade misturada com falta de informação e irresponsabilidade.

O ideal mesmo é procurar um nutricionista, que, com base nas suas necessidades diárias e nos seus objetivos, vai te orientar sobre os alimentos que você deve consumir e a quantidade ideal de nutrientes (fibras, vitaminas, carboidratos, proteínas, gorduras, minerais) para que o seu corpo funcione normalmente.

A ALIMENTAÇÃO CORRESPONDE a 60% do processo DE EMAGRECIMENTO

10 - EMAGRECIMENTO

Existem algumas dicas que valem para todo mundo e que eu trago com o aval da nutricionista Deborah Masquio, colaboradora do Kilorias:

√ Mastigação: muitas pessoas não prestam atenção e praticamente engolem a comida sem mastigar. No entanto, quanto mais tempo se leva mastigando, maior é a chance de que os sinais de saciedade sejam liberados, o que resulta na ingestão de uma menor quantidade de alimentos. O organismo precisa de 20 minutos para enviar o sinal de saciedade ao cérebro. Então, se você terminar a refeição e continuar com fome, espere esse tempo. Normalmente a fome vai passar.

√ Intervalo entre as refeições: comer porções pequenas de 3 em 3 horas é extremamente importante no processo de emagrecimento. A não realização desse fracionamento pode causar:

- Supercompensação: períodos prolongados de jejum aumentam a fome, o que estimula o consumo excessivo de alimentos na refeição seguinte. Se repetido várias vezes, esse comportamento pode provocar uma ingestão de calorias acima do recomendado e o consequente aumento do peso a longo prazo.

- Alterações hormonais: jejuns prolongados também provocam algumas alterações hormonais facilitadoras do aumento de peso, como aumento da secreção de cortisol. O cortisol favorece o acúmulo de gordura na região da barriga e a perda de musculatura, além de reduzir o ritmo do metabolismo. Sem falar que a baixa ingestão de energia decorrente do jejum prolongado leva à redução das concentrações de glicose no sangue, o que diminui a produção de serotonina pelo cérebro. Esse quadro está associado à ansiedade, à compulsão por doces e ao aumento do apetite.

- Alterações metabólicas: estudos indicam que pessoas que realizam refeições irregulares (por exemplo, só uma ou duas refeições por dia) apresentam perfil lipídico alterado e sensibilidade insulínica reduzida. Em outras palavras: risco maior de desenvolver doenças crônicas, como alto colesterol e triglicerídeos, diabetes (por conta da dificuldade em reduzir a glicose no sangue) e síndrome metabólica (conjunto de doenças desencadeado pela resistência à insulina, como obesidade, hipertensão e glicemia). Uma dica para não correr o risco de ficar sem comer é levar um alimento sempre que sair de casa sem previsão de volta: frutas frescas ou secas, biscoitos integrais sem recheio, barrinhas de cereais, sementes e oleaginosas são ótimas opções para ocasiões como esta. Caso opte por comprar algo na rua, prefira alternativas mais saudáveis, como um suco natural, um iogurte ou uma água de coco.

Alimentos e nutrientes aliados no processo de emagrecimento

- **Pimenta vermelha:** aumenta o metabolismo em até 25% e reduz o apetite.

- **Farelo de aveia ou quinua integral:** proporcionam sensação de saciedade. Ficam ótimos com sucos, vitaminas, sopas, carnes, iogurtes. Cerca de uma a duas colheres de sopa diárias já propiciam benefícios; entretanto, a quantidade depende da necessidade de cada indivíduo.

- **Gengibre:** aumenta a queima de calorias em 20%. Pode ser consumido ralado puro, com chás e sucos ou até na forma de bala (disponível nos mercados, mas cuidado com as que levam muito açúcar).

- **Alimentos integrais:** ricos em fibras, levam mais tempo para ser digeridos, reduzindo o apetite.

- **Canela:** reduz os níveis dos açúcares por acelerar o processo metabólico. A canela em pó fica uma delícia com frutas como banana e maçã. (Com as frutas quentes fica melhor ainda.

- **Frutas cítricas:** limão, laranja e abacaxi facilitam a digestão, principalmente de gorduras. O suco de abacaxi com hortelã, além de ser delicioso, acelera bastante o metabolismo.

10 - EMAGRECIMENTO

- **Peixes (salmão, sardinha, atum, arenque, cavala, bacalhau e truta); nozes; sementes; óleo de linhaça:** por possuírem grande quantidade de ômega 3, aceleram o metabolismo e o gasto calórico e apresentam ação anti-inflamatória. Uma porção de peixe corresponde, por exemplo, a um filé de salmão médio ou duas a três colheres de sopa de atum ralado.

- **Chá-verde:** combate o envelhecimento precoce das células, reduz o colesterol, previne doenças cardiovasculares, diminui o risco de câncer, melhora o sistema imunológico, além de acelerar a queima de gorduras e ser fonte de vitaminas, minerais e catequina, uma substância antioxidante.

- **Vegetais folhosos verde-escuros (agrião, espinafre, couve); gergelim; amêndoa; sardinha; bacalhau; soja; brócolis; tofu; feijão:** todos esses alimentos têm grande quantidade de cálcio, mineral responsável por formar os ossos e os dentes e que participa na função de diversos hormônios, na ativação e na liberação de várias enzimas, na coagulação sanguínea e até mesmo na contração muscular. A ingestão de cálcio também pode favorecer a redução da gordura e do peso.

- **Carne; leite e derivado:** são as principais fontes de proteína, estimulam a saciedade e têm papel essencial na composição corporal, principalmente na manutenção da massa magra. A ingestão proteica deve constituir de 10% a 35% do valor energético diário consumido por pessoas saudáveis, o que equivale a uma ou duas porções de carne e três porções de leite e derivados. Uma porção de carne corresponde, por exemplo, a duas colheres e meia de atum ralado; um bife médio; uma fatia média de carne assada; cinco colheres de sopa de carne moída; um filé de frango médio; uma sobrecoxa média assada; um filé médio de peixe assado; um filé médio de salmão; ou uma unidade de sardinha. Já uma porção de leite ou derivados corresponde, por exemplo, a meio copo de coalhada; meio copo de requeijão de iogurte de frutas desnatado; um copo americano de iogurte integral de frutas; um copo americano de leite integral; três quartos de copo de requeijão de leite semidesnatado; um copo de requeijão de leite desnatado; ou duas fatias finas de queijo branco.

Ácido linoleico conjugado (CLA): tipo de ácido graxo naturalmente presente em alimentos de origem animal. O CLA é conhecido por atuar sobre o metabolismo de gorduras, quebrando-as e reduzindo seu acúmulo. Também exerce influência sobre a manutenção e o aumento da massa muscular, o que pode potencializar o gasto energético diário. No Brasil, a comercialização do CLA em forma de suplemento está proibida pela Anvisa, pois não existem comprovações científicas que garantam a segurança de seu consumo nem a elucidação completa de seus mecanismos de ação. Entretanto, o CLA pode ser encontrado naturalmente em alguns alimentos de origem animal, por exemplo carnes (vermelha e branca, como peixes e aves), leite, queijos e derivados.

Azeite de oliva; nozes; sementes oleaginosas (castanhas, nozes, avelã, amendoim); abacate: são alimentos ricos em gorduras monoinsaturadas, que protegem o sistema cardiovascular. Devem compor de 10% a 15% do consumo calórico diário.

Vitamina D: aumenta a absorção e controla os níveis séricos de cálcio. Também afeta a modulação da resistência insulínica. Indivíduos obesos (e boa parte da população brasileira, de fato) costumam apresentar reduzidas concentrações de vitamina D, em decorrência de pouca exposição ao sol, principal estímulo para a sua síntese pelo organismo. As fontes alimentares de vitamina D incluem peixes, bacalhau, ovos, leites e derivados, manteiga e alimentos enriquecidos.

Alimentos saudáveis que, se consumidos em excesso, prejudicam o processo de emagrecimento

Granola: composta por sementes, frutas secas, fibra de trigo, aveia, flocos de arroz e, em alguns casos, açúcar, é rica em fibras, que trazem indiscutíveis benefícios à saúde, como regulação do funcionamento do intestino, saciedade, controle da glicemia e do colesterol no sangue. Além disso, as vitaminas do complexo B e minerais como zinco e selênio reduzem o risco de desenvolvimento de doenças cardiovasculares e câncer.

Mas é bom ficar atento: meia xícara (40 gramas) de granola tem 147 calorias, o que corresponde a uma porção de carboidrato. Sendo assim, pessoas em processo de emagrecimento devem controlar o seu consumo para não excederem a quantidade diária de calorias. Já para pessoas com peso adequado ou que querem ganhar peso, a granola pode ser uma aliada. Ela pode ser consumida de diversas formas (com frutas, iogurte, leite) e em várias refeições: café da manhã, lanche da manhã ou lanche da tarde.

Aveia: é classificada como cereal, por isso pertence ao grupo dos carboidratos. É rica em vitaminas, principalmente do complexo B, minerais e fibras. Entre estas últimas, está a beta-glucana, que reduz o tempo de esvaziamento gástrico e o tempo do trânsito do intestino, aumenta a tolerância à glicose e pode reduzir a absorção de colesterol.
Cada colher de sopa de aveia (7 gramas) fornece aproximadamente 30 calorias. Assim como a granola, pode consumida com frutas ou batida com leite ou iogurte e em qualquer horário.

Linhaça: é uma das maiores fontes dos ácidos graxos essenciais ômega 3 e ômega 6, que apresentam importante ação na redução do risco de doenças cardiovasculares. Além disso, é fonte de fibras solúveis e insolúveis, que atuam sobre a saciedade e o controle de glicemia e colesterol. Também possui vitamina E, o que lhe confere capacidade antioxidante.
Uma colher de sopa cheia de semente de linhaça (25 gramas) contém aproximadamente 125 calorias, o que é bastante. Por isso, é preciso tomar cuidado para não consumí-la em excesso, pois ela pode contribuir para o ganho de peso. A linhaça pode ser acrescentada a frutas, iogurtes, sopas e saladas e cai muito bem em receitas de pães, biscoitos, bolos e arroz.

Azeite de oliva: reduz processos inflamatórios e o colesterol, relacionados ao desenvolvimento de doenças cardiovasculares.
O seu consumo, entretanto, deve ser moderado, uma vez que cada colher de sopa de azeite fornece aproximadamente 70 calorias. Pode ser utilizado em várias preparações, como em saladas, com torradas e com queijos.

Abacate: é rico em vitaminas, fibras e também em gordura monoinsaturada. A fibra presente no abacate é capaz de aumentar a saciedade, reduzir a absorção de glicose e melhorar o funcionamento intestinal. Mas coma com moderação: uma unidade média da fruta fornece 410 calorias.

Castanhas, nozes; amêndoas (oleaginosas): são alimentos ricos em gorduras mono e poli-insaturadas, que desempenham importante ação na redução das concentrações sanguíneas de colesterol e diminuem o risco de desenvolvimento de doenças cardiovasculares. Suas fibras, suas vitaminas e seus minerais garantem o bom funcionamento do organismo. A castanha-de-caju, por exemplo, contém zinco e selênio, que reduzem o risco de câncer.

Apesar de todos esses benefícios, as oleaginosas são muito calóricas – 25 gramas de castanha-de-caju (10 unidades) contém aproximadamente 145 calorias –, e muitas são comercializadas com adição de sal, que pode aumentar o risco de hipertensão. O ideal é comê-las em quantidades moderadas no lanche da manhã ou da tarde, e não como aperitivo.

Embora esses alimentos apresentem uma quantidade maior de calorias, é extremamente importante incluí-los de forma dosada na alimentação diária, pois eles contribuem com nutrientes essenciais para a saúde e para a redução do risco de diversas doenças. A quantidade adequada para cada pessoa deve ser avaliada de acordo com as suas necessidades e o seu estilo de vida. Afinal, a contagem de calorias não deve ser o único determinante da saúde e da performance; também é preciso levar em conta os nutrientes trazidos por cada alimento consumido.

EXERCÍCIO E EMAGRECIMENTO

O exercício físico é responsável por cerca de 15% do emagrecimento.

Muitas pessoas se queixam comigo que treinam, treinam, treinam e não obtêm o resultado desejado. A recompensa vem com o tempo. É preciso ter paciência e conciliar dieta, exercício e, se necessário, alguns tratamentos. A genética também tem um papel importante na conquista dos resultados.

Para quem está muito acima do peso, a primeira fase do emagrecimento é brusca e rápida. Uma pessoa com muito sobrepeso e mais de 100 quilos, por exemplo, pode perder 20 quilos bem depressa e depois estagnar. Isso é comum. O organismo dessa pessoa está acostumado a uma vida pacata, sem atividade física; então ela passa a se exercitar e a se alimentar regradamente, e o corpo responde: "É hora de acelerar o metabolismo. Estamos precisando de fontes energéticas". Só que, depois de um tempo, o metabolismo se acostuma com o novo estilo de vida e se acomoda novamente; para reverter esse quadro, são necessários novos estímulos: mudanças no exercício ou na intensidade, na alimentação etc.

Quanto deve durar o treino de quem deseja emagrecer?

Se, para sair da zona de sedentarismo e iniciar um estilo de vida mais saudável, recomenda-se praticar 140 minutos de exercícios em intensidade moderada por semana (ou 20 minutos por dia), esse número passa para 250 a 300 minutos por semana quando o metabolismo já se acostumou com a nova rotina e o objetivo é continuar a perder peso.

No entanto, é consenso que exercícios aeróbios de longa duração e intensidade moderada a alta podem causar dano aos sistemas imunológico e antioxidante, por causa da liberação de hormônios estressores. Esses hormônios – cortisol e catecolaminas – são responsáveis por uma série de efeitos colaterais, entre os quais fadiga e, nos piores casos, overtraining, que pode impedir o "atleta" de praticar exercícios durante algum tempo. Se você não tem um bom condicionamento físico mas quer emagrecer, opte por exercícios combinados (musculação e exercícios aeróbios) ou mesmo protocolos intervalados de alta intensidade (vou falar deles mais pra frente) cuja duração não exceda 45 minutos, respeitando, claro, os limites do seu corpo.

Musculação emagrece?

Quando adotei um estilo de vida ativo, logo optei pela corrida. E desfrutei de diversos benefícios que ela traz, como melhora da disposição e do humor, redução da retenção de líquido etc. Na época, nem pensava em praticar musculação; além de eu ser muito nova, achava um tédio. Mais tarde, quando comecei a me preocupar um pouco mais com a estética, fiz um esforcinho e acabei me rendendo aos treinos de força. Intercalando-a com treinos aeróbios, notei que algumas gordurinhas que me incomodavam sumiram e que eu estava conseguindo conquistar um corpo mais desenhado; hoje em dia, além dessa combinação (musculação mais corrida), pratico também treinos funcionais e intensos (vou falar deles mais adiante).

A musculação utiliza como principal fonte energética o glicogênio. Durante o exercício, o organismo esgota as reservas de glicogênio, porém, como depende desse combustível para suprir as necessidades energéticas durante e após a atividade física, precisa oxidar/queimar a gordura a fim de captar mais glicogênio, o que mantém o metabolismo acelerado mesmo em repouso. A musculação, mais do que a corrida até, é uma das atividades que mais aceleram o metabolismo e auxiliam no processo de emagrecimento após o treino. Para você ter uma ideia, além de queimar calorias durante o exercício, a musculação, dependendo da sua intensidade e da individualidade biológica da pessoa, pode continuar queimando calorias por até 48 horas depois da atividade física.

Agora, eu sempre noto que pessoas que fazem musculação com a intenção de emagrecer passam por um momento de frustração, pois, ao subirem na balança depois de se matarem de treinar, se deparam com o mesmo peso ou com um peso um pouco maior. Mas não existe motivo para frustração: esse peso a mais provavelmente significa ganho de massa magra. Se o treinamento for correto, com certeza haverá eliminação de gordura e ganho de massa muscular – e, consequentemente, diminuição das medidas, uma vez que a gordura ocupa mais espaço que o músculo. Aliás, eu costumo sugerir aos meus alunos que não usem como referência o número mostrado pela balança, e sim as mudanças que eles veem no espelho ou percebem no dia a dia. Uma calça que antes não servia e agora fica folgada é um indicador muito mais preciso do emagrecimento saudável.

Correr ou caminhar: o que emagrece mais?

As duas atividades são ótimas. A corrida ajuda a manter as condições cardiovasculares saudáveis, melhora o humor e evita muitas patologias, além de deixar o corpo em forma, fortalecido e bem condicionado. A caminhada também gera muitos benefícios à saúde.

Para emagrecer, porém, a melhor aposta é mesmo a corrida. Em uma hora de corrida, é possível queimar 800 calorias; no mesmo tempo de caminhada, queimam-se mais ou menos 300.

Ainda que um praticante de caminhada compense o menor gasto energético percorrendo uma distância maior e se exercitando por mais tempo, dificilmente conseguirá emagrecer tanto quanto um corredor. Isso porque a corrida regula melhor os hormônios do apetite. Em uma pesquisa publicada no *Journal of Obesity*[3], foram analisados voluntários que ingeriram comida à vontade em um bufê após caminhar ou correr; constatou-se que:

- √ as pessoas que caminharam consumiram cerca de 50 calorias a mais do que haviam queimado no exercício;
- √ os corredores ingeriram 200 calorias a menos do que gastaram e apresentaram elevação na quantidade de hormônios que reduzem o apetite.

Agora, quando comparamos o papel da caminhada e o da corrida sobre a redução de hipertensão, colesterol alto, diabetes e sobre a saúde cardiovascular, vemos que ambas as atividades são muito bem-vindas. Se o seu objetivo principal for melhorar a sua saúde, priorize aquela que te dá maior prazer.

O que queima mais calorias: corrida longa moderada ou tiros em alta intensidade?

Um estudo publicado no *International Journal of Sports Nutrition and Exercise Metabolism*[4] comparou durante seis semanas o consumo de oxigênio entre atletas que realizaram sprints intervalados (corridas curtas e intensas alternadas com períodos também curtos de descanso, como quatro tiros de 30 segundos com 10 segundos de descanso entre eles) e atletas que praticaram 30 minutos de corrida contínua.

O consumo de oxigênio foi medido durante e após 24 horas de exercício, e se concluiu que os atletas que praticaram o sprint apresentaram consumo de oxigênio 150% mais elevado durante e após 24 horas.

Assim, o estudo sugere que a intensidade pode ser tão ou até mais importante para o metabolismo quanto o tempo da corrida. Essa é uma ótima notícia para quem não tem muito tempo para treinar.

---

[3] LARSON-MEYER, D. E. et al. Influence of Running and Walking on Hormonal Regulators of Appetite in Women. *Journal of Obesity*, v. 2012, 2012. Disponível em: <http://www.ncbi.nlm.nih.gov/pmc/articles/PMC3350972/>.

[4] HAZELL, T. J. et al. Two Minutes of Sprint-Interval Exercise Elicits 24-hr Oxygen Consumption Similar to that of 30 min of Continuous Endurance Exercise. *International Journal of Sports Nutrition and Exercise Metabolism*, v. 22, n. 4, p. 276-83, ago. 2012. Disponível em: <http://www.ncbi.nlm.nih.gov/pubmed/22710610>.

Vale lembrar, porém, que treinos intensos podem levar a sobrecargas cardiovasculares. Os sprints só devem ser realizados por pessoas com condicionamento físico adequado, devidamente adaptadas a altas sobrecargas e de preferência com acompanhamento de um profissional de educação física.

Qual a frequência cardíaca ideal para queimar gordura?

Cada zona de frequência tem um efeito de acordo com os diferentes objetivos. Para esclarecer o funcionamento do nosso corpo em relação às zonas de frequência cardíaca, fiz uma tabela com base em diversos estudos; nela, a faixa *fat burner* (emagrecedora, ou seja, em que se queima gordura) está localizada entre as zonas 2 e 3. (Mas atenção: esses percentuais são relativos.)

Zona de frequência[5]	Intensidade	Frequência cardíaca máxima (%)	Duração	Esforço percebido/ treinamento	Objetivo
Zona 1 • atividade regenerativa • saúde do coração	Baixa; indicada para iniciantes e extremamente sedentários	40 a 60	Até 1 hora e 30 minutos	Corpo relaxado; descanso ativo; passo fácil; respiração rítmica	Reabilitação cardiorrespiratória; redução do estresse; recuperação; treino aeróbio para iniciantes
Zona 2 • atividade moderada • queima de gorduras	Média; indicada para iniciantes, sedentários e pessoas saudáveis	60 a 70	A partir de 1 hora	Exercício contínuo; passo confortável; respiração profunda; possível conversar; caminhada rápida	Aceleração do metabolismo com aumento do aproveitamento de gorduras; aumento da capacidade aeróbia; treinamento cardiovascular

10 - EMAGRECIMENTO

Zona 3 • controle de peso • resistência	Alta; indicada para não iniciantes e para melhorias estéticas	70 a 80	30 a 90 minutos	Exercício contínuo; passo moderado; ritmo máximo: maratona; difícil manter uma conversa	Trabalho cardiorrespiratório; predominância da utilização do glicogênio como fonte energética; aumento da potência e capacidade aeróbia; aumento da circulação; elevação do gasto calórico
Zona 4 • limiar anaeróbio • performance	Submáxima; indicada para atletas que buscam resultados competitivos	80 a 90	2 a 10 minutos	Exercício intervalado; passo rápido; respiração forçada; ritmo máximo: 3 a 5 quilômetros	Absorção de lactato; aumento da velocidade; aumento da capacidade, da resistência e do limite anaeróbio
Zona 5 • Esforço máximo • intensidade	Máxima; indicada para atletas de esporte de velocidade e potência	90 a 100	8 segundos a 5 minutos	Exercício intervalado; sprint; esforço de corrida; insustentável por longo período; respiração trabalhosa; ritmo máximo: 800 a 1.500 metros	Tonificação do sistema neuromuscular; aumento da velocidade anaeróbia máxima e muscular; utilizada de 1 a 2 vezes por semana

5 **Para homens** => 220 – Idade – Frequência cardíaca basal x 0,IT + Frequência cardíaca basal. **Para mulheres** => 226 – Idade – Frequência cardíaca basal x 0,IT + Frequência cardíaca basal = bmp. Em que: frequência cardíaca basal é a frequência medida pela manhã, ao acordar, em repouso (com o frequencímetro ou contando pela frequência de pulso); **IT** é a intensidade do treino (ver abaixo); **bmp** é o número de batimentos cardíacos por minuto proposto para o treino, ou seja, a zona-alvo que você precisa manter.
EXEMPLO: Uma mulher, de 32 anos, que tem a frequência basal em torno de 75 bpm e quer iniciar o treino com um trote leve (60%) deve manter a sua frequência em 146 bpm.

FÓRMULA: 226 – 32 – 75 X 0,6 + 75 = 146 BPM.

Os treinos intermitentes, que oscilam e alternam baixas e altas intensidades, potencializam bastante a queima de gordura, mais até do que os exercícios contínuos, que mantêm a intensidade por longo período.

Mas lembre-se: exercícios intensos devem ser supervisionados, pois levam a uma sobrecarga articular, óssea, muscular, além de exigirem muito do sistema cardiovascular.

O monitor cardíaco (aquela fita elástica que um monte de gente usa na academia) pode ser um grande aliado no controle da frequência cardíaca.

Como se livrar das gordurinhas abdominais?

O que fazer para perder a barriga? Por que você emagrece mas não consegue eliminar aquele pneuzinho de gordura lateral? O que acontece com ela? Depois de um tempo em uma nova rotina de treinos e dieta, percebemos uma alteração no percentual de massa magra (muscular) e de gordura. A composição corporal de gordura diminui nos braços, nas pernas, no bumbum... Mas na barriga?! Lá, as gordurinhas continuam firmes e fortes.

A gordura abdominal é a mais difícil de ser eliminada, pois essa região é o reservatório natural de gordura do corpo e, por isso, possui uma quantidade maior de células adiposas. Para perdê-la é necessário, primeiro, reduzir o percentual geral de gordura do corpo.

E como fazer isso? No fundo, não tem muito segredo: é necessário realizar uma dieta controlada junto a uma rotina de treino – e *muita* determinação, paciência e motivação. Agora, algumas dicas podem potencializar a perda de gordura abdominal e o fortalecimento da barriga.

Ao realizar qualquer exercício de musculação, é importante prestar muita atenção no trabalho do abdome. Uma forma de trabalhar mais a região é manter a contração abdominal em cada momento dos exercícios. Os exercícios localizados, embora sejam ótimos para tonificar a musculatura da região, não são capazes de, sozinhos, fazer a barriguinha desaparecer.

Para isso, é necessário conciliar musculação com treinos aeróbios (caminhada, corrida, natação, bike etc.), que aumentam a frequência cardíaca e auxiliam no processo de queima de gordura. Para pessoas com liberação médica, uma ótima opção são os treinos intervalados de alta intensidade após a musculação.

Algumas outras dicas:
- √ Realize o treino de musculação *antes* do exercício aeróbio.
- √ Mantenha uma rotina de treinamento. Treine de três a cinco vezes por semana, descansando os grupos musculares e respeitando os limites do seu corpo.
- √ Invista em uma alimentação balanceada com fibras, frutas, verduras, proteínas, carboidratos e evite álcool, açúcar e frituras. Consuma muita água!
- √ Tome cuidado com alimentos light e diet, pois alguns não são tão saudáveis quanto prometem e podem até favorecer o acúmulo de gordura.
- √ Procure um profissional de educação física para te orientar sobre os melhores exercícios e um nutricionista para se reeducar quanto à alimentação.

É normal que obesos que passaram por processo de emagrecimento ou mulheres que acabaram de ter filhos apresentem flacidez da pele, não apenas na barriga, mas no corpo todo. Nesses casos, pode ser necessário fazer tratamentos que estimulem a liberação de colágeno. Os exercícios físicos ajudam a disfarçar o aspecto de flacidez, mas não o resolvem. Afinal, trabalham com a musculatura, não com a pele.

Há também casos de pessoas *muito* sedentárias que desenvolvem atrofia muscular com consequente aparência de flacidez muscular. Aí, sim, o exercício e a alimentação adequados ajudam muito.

EFEITO PLATÔ: QUANDO O ESFORÇO NÃO GERA RESULTADO

No processo de emagrecimento, é muito comum que, a partir de determinado momento, o ponteiro da balança e a redução de medidas estagnem. Tão comum, que isso ganhou até um nome: *efeito platô*, o qual se dá quando há um equilíbrio anulatório entre a ingestão alimentar e o gasto calórico.

O ideal é que se perca entre 0,5 e 1,5 quilo por semana, totalizando uma redução de 2 a 6 quilos por mês. Quando o organismo é submetido a uma perda brusca de massa corporal, fica desajustado e aumenta o armazenamento de gordura, gerando o efeito platô. Daí a importância de adotar uma dieta individual, planejada por um profissional da saúde. Dietas sem orientação, dietas de baixíssimas calorias ou maluquices como a dieta sem carboidrato, a dieta da proteína, da sopa, do gelo, entre tantas outras, só prejudicam o processo de emagrecimento saudável e te distanciam do seu real objetivo.

Algumas dicas para evitar o efeito platô:
- √ Siga um esquema alimentar adequado: procure um nutricionista para montar uma dieta de acordo com as suas particularidades. A redução de gordura corporal é resultado do cálculo adequado e minucioso de suas necessidades diárias e do balanceamento e da reorganização da alimentação.
- √ Não deixe de consumir fontes de vitaminas e minerais, como verduras e legumes: essa é uma das principais estratégias para reduzir o peso. Por serem boas fontes de fibras, as verduras e os legumes aumentam a saciedade e reduzem a absorção de carboidratos e gorduras.
- √ Fracione a dieta: alimentar-se a cada três horas é outra estratégia fundamental para reduzir o peso. Pular refeições é um dos piores erros que você pode cometer. Como eu já disse, quando ficamos muito tempo sem comer, nosso organismo ativa mecanismos de armazenamento de gordura, aumentando a vontade por alimentos mais calóricos e em maior quantidade.
- √ Verifique a qualidade do carboidrato que você consome: substituir carboidratos refinados e simples (arroz e pão branco, por exemplo) por carboidratos integrais é uma boa.
- √ Opte por carnes magras assadas ou grelhadas: sempre evite as carnes gordas (e não adianta tirar a gordura aparente da carne). Costela, fraldinha, cupim, contrafilé, picanha e pescoço estão entre as carnes mais calóricas. Dê preferência a carnes brancas: frango sem pele e peixe.
- √ Durma bem: dormir em média oito horas por noite é fundamental para controlar o peso e a ingestão alimentar. Um sono curto ou longo demais favorece alterações hormonais, eleva o apetite e induz à escolha por alimentos mais calóricos, principalmente os ricos em gordura.
- √ Aumente o nível de atividade física diária: atitudes como trocar o elevador e a escada rolante pela escada, descer em um ponto de ônibus antes do seu e caminhar pelo restante do percurso, fazer caminhadas pelo bairro ou em parques reduzem o sedentarismo e aumentam o gasto energético.
- √ Aumente a intensidade do exercício: quando realizamos por muito tempo o mesmo tipo de exercício, com a mesma carga, o corpo se acostuma e deixa de responder do mesmo jeito. É essencial buscar novos movimentos que provoquem alterações metabólicas positivas. Não precisa deixar de lado o seu exercício favorito; intensificá-lo aumentando a carga, reduzindo o tempo de descanso, realizando treinos em circuito ou treinos intervalados de alta intensidade pode ser a saída.

MANUTENÇÃO DO PESO PERDIDO

Se você acha que não existe nada mais difícil que emagrecer se enganou! A guerra não acaba com a perda das gordurinhas a mais. A manutenção do peso vai exigir tanto ou mais força de vontade da sua parte. Não é à toa que a gente ouve tanto a expressão "efeito sanfona" por aí...

Não é porque as suas calças estão caindo que você pode voltar a ter os mesmos hábitos alimentares e níveis de atividade de antes do processo de emagrecimento. Aliás, esse é um efeito grave das dietas rápidas; se você perde peso depressa, recupera-o com muito maior facilidade, desacelera o metabolismo e favorece uma distribuição desigual do peso, que pode se concentrar em lugares indesejados, como barriga, coxas, seios etc. Além disso, quando se perde peso rápido, na verdade perde-se mais massa muscular do que gordura. O segredo para manter o peso é realmente fazer da dieta e da rotina de exercício um hábito. Uma vez que você tenha mudado a sua relação com a comida e sinta necessidades frequentes de se exercitar, será muito mais fácil manter os objetivos atingidos no processo de emagrecimento. Quando você se sentir bem com o espelho, não deixe a peteca cair e continue mantendo a disciplina.

Algumas sugestões para o pós-emagrecimento:
- √ Mantenha uma alimentação equilibrada, com baixo teor de gordura e com muitas frutas, verduras e legumes;
- √ Preste atenção no tamanho das porções e não exagere nas besteiras.
- √ Coma mais em casa e evite fast-food;
- √ Coma com calma. Mastigue, sinta o que está comendo;
- √ Monitore-se! Tenha consciência dos novos hábitos;
- √ Não deixe de lado os exercícios físicos, que mantêm o metabolismo ativo;
- √ Seja realista: tome consciência do seu emagrecimento e não seja duro demais consigo mesmo;
- √ Seja flexível e não se sinta culpado por derrapar na dieta uma vez ou outra.

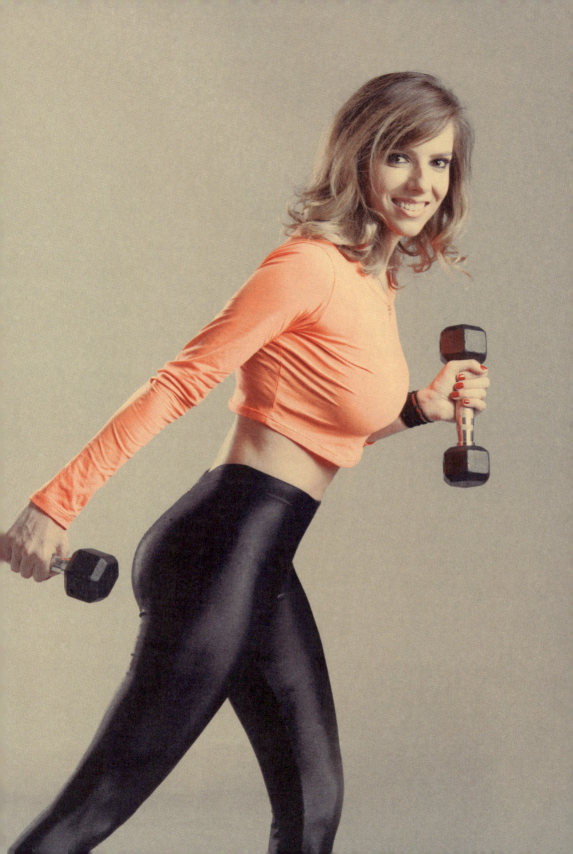

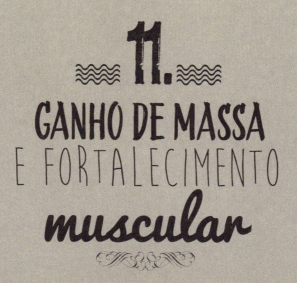

11. GANHO DE MASSA E FORTALECIMENTO *muscular*

Antes de qualquer coisa, é importante esclarecer a diferença entre engordar e ganhar peso. Como eu já disse, existem muitas pessoas que têm uma aparência magra mas uma composição corporal de gordura altíssima. Da mesma forma, uma pessoa pode ser pesada por conta do excesso de músculos.

Há muitos casos de pessoas magras que querem engordar a qualquer custo. Eu tenho uma amiga de infância que teve esse problema. Ela sempre foi muito magra e muito alta, e isso a incomodava demais. Quando éramos pequenas, ela fazia de tudo para engordar: comia pipoca com brigadeiro, brigadeiro com pão de queijo, besteiras e mais besteiras. Até que, um dia, essa dieta de engorda mirabolante deu certo! Ela engordou, mas acabou ganhando muito mais peso do que queria e hoje em dia vive tentando emagrecer, principalmente na região abdominal.

Para evitar doenças relacionadas ao excesso de gordura corporal, é necessário realizar um planejamento junto a um nutricionista (para aumentar o teor de calorias boas na dieta) e a um educador físico (para realizar exercícios com foco em fortalecimento e hipertrofia, aumento de massa magra).

A DIFICULDADE DE GANHAR MASSA MUSCULAR

Eu já sofri muito para ganhar massa muscular, por conta da minha genética. Mas consegui melhorar, e aos poucos, o meu bíceps bisnaguinha tem se transformado em um pãozinho francês! Agora, sério: quem enfrenta dificuldade para ganhar massa precisa de muito esforço e dedicação para atingir os resultados almejados.

Quando eu era mais jovem, mesmo sendo magra, não foi nada fácil conseguir um abdome bem definido. Principalmente porque tenho uma facilidade incrível de armazenar gordura nessa região. Eu me esforçava muito, e nada de a barriga ficar tanquinho. Só consegui quando descobri o meu somatótipo (que explico com mais detalhes a seguir) e aliei o treino correto a uma alimentação adequada e muita, muita dedicação.

Para muitos de nós, a busca por um corpo sarado, com glúteos firmes, pernas e abdome definidos, braços e tórax esculpidos, é interminável. E, nessa busca, é fundamental aumentar o volume muscular de forma harmônica. Para isso, não se pode deixar de lado nenhuma parte do corpo.

Apesar de todas as dificuldades para aumentar a massa muscular, não desista nem ache que essa é uma missão impossível. Pode ter certeza de que a sua disciplina e a sua determinação serão recompensadas.

Somatótipo

É necessário compreender pelo menos o básico da fisiologia do aumento do volume muscular para não fazer nenhuma maluquice que coloque em risco a sua saúde.

Pode ser que a sua genética não ajude, mas tome cuidado para não usá-la como muleta para desistir dos seus objetivos. Eu driblei a minha genética, e você pode fazer o mesmo.

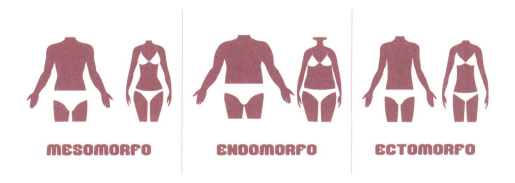

Existem três somatótipos: mesomorfo, endomorfo e ectomorfo.

As pessoas com tipo físico mesomorfo ganham massa muscular facilmente e perdem gordura rapidamente.

Já as do tipo endomorfo tendem a acumular mais gordura, mas têm uma estrutura óssea "forte", podendo ganhar massa muscular com maior facilidade.

Por fim, as do tipo ectomorfo têm dificuldade para ganhar qualquer tipo de peso, seja de massa muscular, seja de gordura. Por isso, a pessoa com este tipo físico enfrenta mais obstáculos para hipertrofiar e precisa adaptar as cargas a um treinamento específico.

Além do tipo físico, há características genéticas específicas que podem ser reforçadas pelo treinamento excessivo, pouco intenso ou irregular, pela má alimentação, pela falta de descanso e pelo excesso de tensões emocionais. Os mecanismos fisiológicos (do seu organismo) podem estar ligados a uma baixa produção de proteínas, a níveis excessivos de substâncias inibidoras do crescimento celular, a uma má absorção de nutrientes e a um menor número de fibras na composição dos músculos.

A composição de gordura também é uma informação importante para a escolha do melhor programa de treino. Por isso, faça uma avaliação física antes de começar o treinamento. Em média, a composição de gordura ideal varia de 15% a 7% para homens e de 18% a 10% para mulheres.

ALIMENTAÇÃO E FORTALECIMENTO MUSCULAR

A alimentação é uma importante aliada na conquista de massa magra e de definição muscular. Aqui vão algumas recomendações:
- √ Fracione a alimentação em cinco ou seis refeições diárias. Isso evita que o corpo acione mecanismos de economia energética e fique "lento";
- √ Reduza a ingestão de gorduras. O organismo trabalha muito mais intensamente queimando carboidratos do que gorduras, ou seja, o efeito térmico ou a energia consumida para metabolizar as gorduras é menor do que a utilizada para queimar os carboidratos. Em uma dieta convencional, a gordura deve constituir cerca de 20% das calorias totais, o que significa mais ou menos 400 calorias em uma dieta de 2.000 calorias;
- √ Adeque o consumo de proteínas, responsáveis pela reconstrução dos tecidos, principalmente o muscular. Mas cuidado: uma dieta hiper ou exclusivamente proteica, além de difícil de manter, causa desidratação e comprometimento da capacidade de contração muscular, levando a uma sobrecarga do sistema renal e fadiga. Para o fortalecimento muscular, deve-se ingerir cerca de 1,4 a 1,8 grama de proteína por quilo de peso corporal. Ou seja, uma pessoa de 70 quilos deve ingerir cerca de 98 a 126 gramas de proteína. Isso corresponde a 20/25% da dieta diária;
- √ Não corte carboidratos. Eles respondem pelas reações bioquímicas envolvidas no metabolismo das gorduras, poupam as proteínas de ser utilizadas como energia e ajudam na deposição do glicogênio, armazenado nos músculos e no fígado, além de oferecerem energia para as contrações musculares. Dê preferência aos carboidratos complexos;
- √ Evite calorias vazias: alimentos açucarados, fritos e álcool. Elas não oferecem nutrientes de qualidade para a construção de um corpo definido e forte;
- √ O uso de suplementos deve ser pensado com cuidado. Procure orientação de um nutricionista esportivo.

Além disso, quem deseja ganhar peso, ou seja, aumentar o volume muscular, deve investir em uma dieta com quantidade de calorias superior ao gasto energético diário e ao consumo alimentar habitual dos últimos meses. Algumas dicas:
- √ Acrescente aveia em flocos ou granola na vitamina de leite com frutas, por exemplo, ou então na fruta ou na salada de frutas;

- √ Acrescente linhaça na salada, no arroz, no feijão ou na sopa;
- √ Acrescente granola, linhaça, chia ou farinha de aveia no iogurte;
- √ Adicone uma colher de sopa de azeite de oliva na refeição ou salada;
- √ Consuma mais leites, queijos, iogurtes, carnes, peixes e frangos. As proteínas, como já foi dito, são essenciais para manter e aumentar a massa muscular;
- √ Incorpore castanhas, nozes e amêndoas nos lanches da manhã e da tarde.

EXERCÍCIO E FORTALECIMENTO MUSCULAR

Aqui também não existe uma receita de bolo. É fundamental consultar um profissional para desenvolver um treinamento que respeite a sua individualidade biológica.

É recomendável que você inicie os seus treinos com pesos que você suporte levantar até 30 vezes seguidas e, com o tempo, passe a pesos que consiga levantar em 15 repetições. Se o seu objetivo for fortalecimento, você pode ter melhor resultado com a quantidade de repetições do que com a carga. Com cargas elevadas, são maiores as chances de se lesionar e de executar os movimentos incorretamente. Com cargas leves, esses riscos não existem e você consegue realizar mais repetições, obtendo o mesmo fortalecimento.

Uma dica preciosa: não deixe de lado os pequenos grupos musculares. Os homens adoram fortalecer peitoral, trapézio, abdome, bíceps e tríceps. Já as mulheres gostam de definir quadríceps, glúteos e abdome. E os grupos musculares menores? Principalmente aqueles ao redor das articulações? Muitos músculos estabilizadores são esquecidos, como os pequenos músculos do quadril e dos ombros. Ao trabalhá-los, você melhora a definição de outros músculos. É superimportante trabalhar esses músculos "invisíveis" para proporcionar a harmonia corporal.

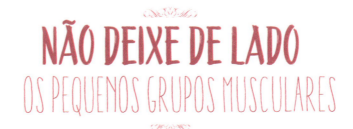

NÃO DEIXE DE LADO OS PEQUENOS GRUPOS MUSCULARES

Alguns pontos, no entanto, são praticamente consensuais:
- √ Faça várias séries de um mesmo exercício. As repetições devem variar de carga, conforme o seu condicionamento;
- √ Trabalhe todos os grupos musculares de uma a três vezes por semana;
- √ Respeite aquele minutinho de intervalo entre as séries. Ele é de extrema importância para um bom resultado;
- √ Descanse o músculo por pelo menos 48 horas entre um treino e outro;
- √ Execute os movimentos da forma mais lenta e correta possível;
- √ Tenha paciência e não desista. Nenhum corpo sofre grandes transformações do dia para a noite.

Exercício aeróbio antes ou depois da musculação?

Essa é uma das dúvidas mais comuns, tanto de quem está iniciando quanto de quem já pratica atividades físicas. E a dúvida é pertinente! Saiba que há muita diferença entre realizar o treinamento aeróbio antes e depois da musculação.

O exercício aeróbio antes do treino é aconselhável para:

- √ Aumentar a resistência física: o exercício aeróbio exige mais do metabolismo, fazendo que o corpo trabalhe mais e aumente o consumo de oxigênio muscular, que é um indicador do condicionamento físico;
- √ Aumentar a capacidade cardiopulmonar: exercícios aeróbios aumentam a frequência ventilatória, ou seja, a capacidade do pulmão de absorver oxigênio (estado ofegante). Isso porque, para que nosso metabolismo se acelere e a funcionalidade de órgãos específicos melhore, necessitamos de um aporte maior de oxigênio; assim, inspiração e expiração são realizadas em velocidade mais alta. Para melhorar e prevenir problemas cardíacos e de pressão arterial, são recomendados exercícios aeróbios em baixa intensidade antes do treino de musculação e com duração máxima de 45 minutos;

II - GANHO DE MASSA E FORTALECIMENTO MUSCULAR

- √ Reduzir medidas dos membros inferiores: normalmente, quando chega na academia, você está superdisposto a começar o exercício, não é? Então, se você tem problemas com os seus membros inferiores, como excesso de gordurinhas, essa é a melhor hora para fazer o exercício aeróbio. No início do treino, você consegue alternar melhor o ritmo do exercício com variação de intensidade e inclinação na esteira, no transport e afins. Como não está exausto, pode dar um foco maior nas pernas. Terminado o aeróbio, você foca em um localizado. Aí fica show!
- √ Aquecer: realizar o aeróbio antes da musculação melhora o desempenho no treino e prepara a musculatura para o estresse que está por vir. Caminhar por alguns minutos ou pular corda por 10 minutos são ótimas opções.

Já o exercício aeróbio após a musculação é a melhor opção para:

- √ Perder peso: embora o exercício aeróbio antes da musculação também funcione para perder peso, vale considerar que o corpo leva cerca de 25 minutos para esgotar todo o estoque de glicogênio (reserva energética armazenada nos músculos e fígado) e, depois de uns 30 minutos, começa a utilizar os estoques de gordura como fonte energética. Então, se você realizar a musculação primeiro, o fortalecimento dos músculos vai ser maior e vai utilizar e gastar os estoques de glicogênio; assim, quando você terminar o exercício de musculação, o seu organismo vai estar pronto para iniciar o trabalho aeróbio com o metabolismo quase totalmente direcionado para a queima de gorduras. Além disso, a musculação aumenta o consumo de oxigênio, estimulando o metabolismo da gordura.
- √ Ganhar massa muscular: se o seu objetivo é aumentar o volume muscular, deve começar o treino pela musculação, para evitar que o exercício aeróbio consuma toda a energia imediata que seria utilizada para hipertrofia e que os músculos fiquem fadigados.
- √ Desaquecer ou voltar à calma: uma caminhada ou uma pedalada de 10 minutos são ótimas opções para soltar os músculos tensionados na musculação. Além disso, o desaquecimento prepara o corpo para o alongamento, fundamental para evitar lesões e fadiga após um treino intenso.

12.
DICAS DE ALIMENTAÇÃO
PRÉ E PÓS-TREINO

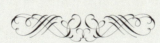

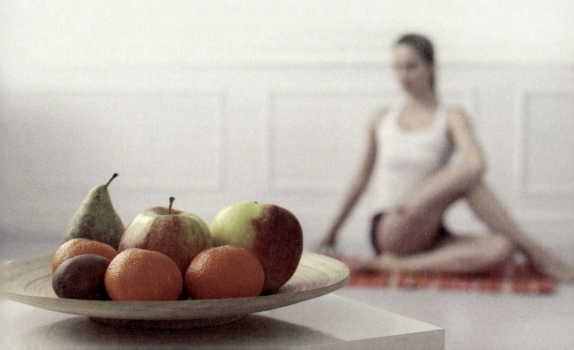

Agora que você já sabe um pouco mais sobre os processos de emagrecimento e de fortalecimento muscular, aqui vão algumas dicas de alimentação para o pré e o pós-treino em três diferentes tipos de exercício: força, aeróbio e circuito.[6]

TREINAMENTO DE FORÇA (MUSCULAÇÃO)

Para que ocorra hipertrofia muscular, deve haver equilíbrio entre a síntese e a degradação proteica. Por isso, você precisa suprir o seu organismo da quantidade apropriada de proteínas, mas sem deixar de lado os carboidratos, principais fontes de energia.

Pré-treino

O ideal é fazer a refeição de uma a duas horas antes do treinamento de força, a fim de ter uma reserva de energia adequada para o exercício. A refeição pré-treino deve incluir carboidratos e proteínas, com o intuito de amenizar o catabolismo induzido pelo exercício.

Alguns exemplos de refeição pré-treino de força:
- √ Omelete de clara de ovo com espinafre (1 unidade) + torrada integral (2 unidades) + suco de laranja (200 mililitros);
- √ Leite desnatado + morango (10 unidades) + aveia (1 colher de sopa cheia);
- √ Iogurte grego (100 mililitros) + banana (1 unidade média) + granola (1 colher de sobremesa).

---

[6] Todas as combinações sugeridas são apenas exemplos; o plano alimentar deve ser adaptado às necessidades específicas de cada pessoa.

Pós-treino

Aqui, uma boa sugestão é um shake de proteínas ou uma refeição após, no máximo, duas horas, para ajudar no fortalecimento e no aumento do volume muscular. Além de proteína, também é necessário consumir carboidratos, para reparar a musculatura e repor os estoques de glicogênio, prevenindo as dores musculares que podem comprometer o próximo treino. Alguns nutricionistas sugerem consumir cerca de 10 a 20 gramas de proteína pós-treino até duas horas depois, para evitar perda de massa magra e melhorar a recuperação.

Alguns exemplos de refeição pós-treino de força:
- √ Shake de whey protein (30 gramas) batido com leite desnatado (200 mililitros) e morango (10 unidades) + bolacha de arroz (40 gramas) + geleia de framboesa (2 colheres de sopa);
- √ Pão de forma integral (2 fatias) + atum ralado (3 colheres de sopa) + suco de laranja com beterraba (250 mililitros).
- √ Macarrão integral ao sugo (200 gramas) + peito de frango grelhado (100 gramas) + suco de acerola (200 mililitros).

Lembre-se:
Alimentos integrais são a melhor opção, porque oferecem nutrição completa, com micronutrientes e fibras essenciais, dando uma sensação de saciedade.

AERÓBIO (CORRIDA OU PEDALADA MODERADA DE 30 MINUTOS, POR EXEMPLO)

Aqui, a nutrição requer mais carboidratos que proteína, na proporção 75%:10%. Os outros 15% devem ser compostos por vitaminas, gorduras "boas" e nutrientes em geral. Como os carboidratos são metabolizados em glicose (o que fornece energia) muito rapidamente, a refeição deve ser consumida entre trinta minutos e uma hora antes do exercício.

Você também pode adicionar fibras, que fornecem uma fonte estável de energia durante todo o treino e previnem a fadiga. Só tome cuidado para não exagerar nas fibras e ficar com desconforto abdominal!

Pré-treino

Os carboidratos de baixo índice glicêmico liberam açúcar na corrente sanguínea mais lentamente e tendem a conter mais nutrientes essenciais, favorecendo a liberação de energia ao longo do exercício.

Alguns exemplos de refeição pré-treino aeróbio:
- √ Batata-doce (1 unidade média) + queijo branco (2 fatias médias);
- √ Iogurte grego (100 mililitros) + pêssego (2 unidades) + farelo de aveia (2 colheres de sopa);
- √ Torrada integral (3 unidades) + queijo cottage (50 gramas) + suco de abacaxi com hortelã sem açúcar (200 mililitros).

Pós-treino

Se o exercício durar mais que uma hora, é preciso ingerir suplemento de carboidratos em gel, líquido ou algum alimento (por exemplo, uma bananinha ou goiabinha), além de repor os líquidos de 20 em 20 minutos.

Após um treino de cárdio, a hidratação é um dos objetivos principais, já que ele faz perder uma quantidade significativa de água através da transpiração. A água pura é a melhor fonte de hidratação. Você também pode consumir bebidas esportivas, mas lembre-se: elas contêm bastante açúcar e calorias. Água de coco é uma ótima alternativa.

Quanto aos alimentos, após uma sessão de treinamento aeróbio intenso, você pode se reabastecer com um lanche rico em carboidratos ou até com uma refeição combinada com proteínas, para preservar a massa muscular.

Alguns exemplos de refeição pós-treino aeróbio:
- √ Banana cortada (1 unidade) + pasta de amendoim (2 colheres de sopa) + mix de aveia, quinua e amaranto (20 gramas);
- √ Açaí (100 gramas) + banana (1 unidade média) + amaranto (2 colheres de sopa);
- √ Maçã (1 unidade) + nozes (30 gramas) + iogurte grego (100 mililitros);
- √ Leite desnatado (200 mililitros) + cacau em pó + torrada integral (2 unidades).

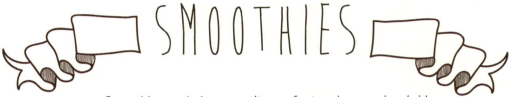

SMOOTHIES

Smoothies e shakes constituem fontes de energia rápida. Uma das melhores combinações de proteína e carboidratos é o leite com chocolate; ela oferece um equilíbrio ideal e é recomendada tanto para treinamento aeróbio como de força.

TREINO EM CIRCUITO (COMBINAÇÃO DE MUSCULAÇÃO E CORRIDA, POR EXEMPLO)

Pré-treino

O treinamento em circuito que intercala exercícios de força com cárdio requer dois momentos à mesa: duas a três horas antes, priorize o consumo de proteínas, como ovos, carnes magras e derivados do leite; já cerca de meia hora antes do treino, tome uma carga extra de energia (carboidrato) na forma de uma fruta ou um smoothie.

Alguns exemplos da refeição energética pré-treino em circuito:
- √ Smoothie: banana congelada (1 unidade grande) + morango congelado (10 unidades) + 1 colher de sopa de linhaça + leite desnatado (200 mililitros);
- √ Smoothie: água de coco (100 mililitros) + iogurte grego (100 mililitros) + morango (10 unidades) + gelo;
- √ Smoothie: iogurte grego quase congelado (100 mililitros) + melão (100 gramas) + cravo em pó (a gosto).

Pós-treino

Logo após o treino em circuito, é preciso beber muita água e fazer uma refeição com o objetivo de reconstruir a musculatura. De 30 minutos a 1 hora depois, faça uma refeição com uma proporção de carboidrato e proteína de 3:1 e faça outras refeições regulares nas 3 a 4 horas seguintes.

Alguns exemplos de refeição pós-treino em circuito:
- Tapioca (3 colheres de sopa de goma hidratada) + chia (1 colher de sopa) + ricota (2 colheres de sopa) + água de coco (200 mililitros);
- Arroz integral (100 gramas) + atum ralado (2 colheres de sopa) + cenoura cozida (100 gramas) + salada de agrião e tomate (à vontade) + suco de melancia (200 mililitros);
- Omelete (1 ovo) + quinua (50 gramas) + linhaça (1 colher de sobremesa) + torrada (2 unidades).

> A nutrição adequada é muito importante, mas não precisa ser complicada a ponto de você não conseguir conciliá-la com a sua rotina. Facilite a sua vida!

PARTE 3
Curiosidades

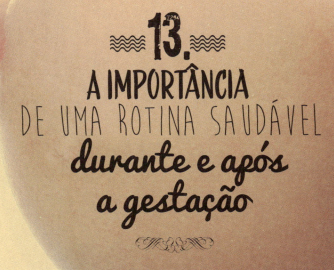

13. A IMPORTÂNCIA DE UMA ROTINA SAUDÁVEL durante e após a gestação

Aos 22 anos, eu engravidei do meu primeiro filho. Como era muito nova e imatura, não tinha muita noção do que podia ou não fazer e, apesar dos alertas do médico, não deixei de extrapolar nos exercícios – grávida de três meses, por exemplo, dei uma aula de spinning de quatro horas debaixo do sol. Confesso que eu morria de medo do que podia acontecer com o meu corpo. O resultado de vários descuidos como esse foi um parto prematuro; o meu bebê ficou na UTI, e eu sofri horrores.

É normal que a mamãe de primeira viagem se desespere com as mudanças no corpo. E elas vão acontecer. Mas não se preocupe: com força de vontade, tudo volta ao normal.

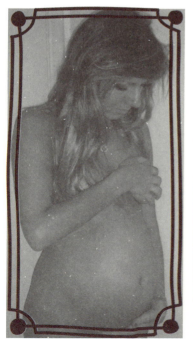

Com força de vontade, tudo volta ao normal

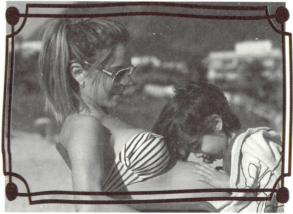

A ALIMENTAÇÃO NA GESTAÇÃO

Como todos sabemos, o ganho de peso na gravidez é muito normal e está relacionado ao crescimento e ao desenvolvimento adequado do feto. Porém, esse ganho pode ser saudável ou não. Para avaliar isso, o acompanhamento do estado nutricional da mamãe *antes* da gravidez é muito importante, pois permite planejar adequadamente o ganho de peso durante a gestação.

Muitas mulheres grávidas acreditam que podem comer por dois. Estão muitíssimo enganadas. O ganho de peso excessivo na gestação pode ser desencadeador da obesidade, uma vez que, nessa fase da vida de uma mulher, há propensão para o aumento do número de células do tecido adiposo — um processo irreversível. A obesidade durante a gestação aumenta a incidência de diabetes mellitus gestacional, distúrbios hipertensivos, infecção do trato urinário, possibilidade de parto cesariano, além de macrossomia[7], riscos de má-formação fetal e mortalidade perinatal.

Por sua vez, o ganho insuficiente de peso durante a gravidez também pode comprometer o desenvolvimento do feto. Gestantes que ganham menos de 7 quilos durante a gravidez têm maior probabilidade de dar à luz filhos com baixo peso ou pequenos demais para a idade gestacional, o que, segundo mostram estudos atuais, está intimamente associado a riscos maiores de doenças crônicas durante a vida adulta.

Por tudo isso, a mulher que está pensando em engravidar deve fazer uma avaliação nutricional para planejar cuidadosamente o ganho de peso e manter uma dieta adequada durante toda a gestação.

MULHER GRÁVIDA *não tem que comer* POR dois

---

7 Doença caracterizada pelo excesso de peso do recém-nascido.

O EXERCÍCIO DURANTE A GRAVIDEZ

Durante a gestação, a mulher sofre diversas alterações físicas e hormonais, que acabam por gerar alguns desconfortos musculoesqueléticos. Para ajudar a passar por essas mudanças e aliviar possíveis dores, médicos e educadores físicos recomendam que, em uma gestação normal, a mulher mantenha um regime de treinamento físico com intensidade moderada. Isso pode trazer diversos benefícios à saúde. A ressalva é evitar exercícios na posição supino[8] e em ambientes quentes. Em caso de dor ou desconforto, deve-se interromper a prática e consultar um médico. Sempre vale lembrar que cada caso é um caso e que a individualidade biológica precisa ser respeitada.

A mulher grávida que já é atleta ou se encontra em melhores condições físicas pode se submeter a programas de intensidade moderada com maior duração e frequência. Já a mulher grávida que leva um estilo de vida sedentário precisa começar com intensidades baixas e avançar de forma gradual. À medida que a gravidez progride, a mulher tende naturalmente a diminuir o nível de atividade física.

Algumas práticas que podem ser muito benéficas (desde que acompanhadas por profissionais qualificados) são:

√ Exercícios de flexibilidade, alongamento e equilíbrio, como movimentos com fitball, ioga e pilates, que ajudam a aliviar dores musculares;

√ Atividades aeróbias (caminhada, transport, wave, bicicleta etc.) auxiliam no controle do peso e na manutenção do condicionamento, além de reduzirem o risco de diabetes gestacional. Também ajudam a diminuir as alterações de humor durante e depois da gravidez;

√ Exercícios na água (natação, hidroginástica etc.) são bastante indicados porque, no meio aquático, a frequência cardíaca e a pressão arterial diminuem. Também há diminuição da pressão hidrostática, o que influencia na redução da carga mecânica imposta às articulações dos membros inferiores.

---

8 Deitada de costas, com o rosto para cima.

Portanto, gestantes sem problemas de saúde podem e devem realizar atividades aeróbias, de resistência muscular e de alongamento, mas sempre observando a intensidade, o risco de traumas e a hidratação. Esses exercícios mantêm a frequência cardíaca e a pressão arterial constantes e promovem benefícios à saúde da mãe e do bebê.

Atenção

A prática de exercícios em alta intensidade pode causar hipóxia (redução de oxigênio nos tecidos) no bebê, além de induzir o parto prematuro e o baixo peso do feto.

Por outro lado, há contraindicações à prática de atividade física durante a gestação para mulheres com as seguintes complicações: doença miocárdica descompensada, insuficiência cardíaca congestiva, tromboflebite, embolia pulmonar recente, doença infecciosa aguda, risco de parto prematuro, sangramento uterino, isoimunização grave, hipertensão essencial, anemia, histórico de sedentarismo extremo, obesidade mórbida, diabetes descompensado, doenças tireoidianas e outras. Portanto, é importantíssimo procurar orientação médica adequada antes de começar qualquer tipo atividade física durante a gestação.

Por fim, não existe uma receita para a prática de exercícios durante a gestação. Desde que a mulher não tenha nenhuma restrição médica, o importante mesmo é colocar o corpo para mexer!

AMAMENTAÇÃO

As minhas duas experiências com amamentação foram bastante complicadas. Eu tive dores, sangramentos, meu leite não descia e empedrava. O aleitamento é uma das coisas mais lindas da maternidade, mas, na prática, pode ser doloroso e triste para algumas mamães. Se você conseguir amamentar, ótimo. Se não conseguir, não se desespere. Os meus filhos, mesmo tendo mamado no peito por pouco tempo, são supersaudáveis.

13 - A IMPORTÂNCIA DE UMA ROTINA SAUDÁVEL DURANTE E APÓS A GESTAÇÃO

O aleitamento representa a primeira experiência nutricional do recém-nascido, e o leite materno é considerado pelos órgãos de saúde o principal alimento para o bebê, devendo ser oferecido de forma exclusiva nos primeiros seis meses de vida (após esse período, recomenda-se introduzir alimentos complementares, para suprir adequadamente as necessidades nutricionais).

O leite materno é o alimento ideal para os bebês porque fornece nutrientes, hormônios, enzimas, fatores de crescimento e imunológicos em proporções adequadas para o bom desenvolvimento infantil. Dessa forma, protege contra vírus, bactérias e parasitas, bem como contra algumas doenças clínicas, como meningite, doenças e alergias respiratórias, diarreia, otite média, eczema.

A composição do leite materno é variável e influenciada pela dieta materna. Por isso, a alimentação da mãe deve ser nutricionalmente adequada, com quantidades recomendadas de carboidratos, proteínas e gorduras. Em geral, para uma produção apropriada de leite, indica-se adicionar à dieta 500 calorias diárias nos primeiros seis meses de amamentação e 400 calorias nos seis meses seguintes.

Mães que consomem quantidades excessivas de gordura saturada e trans durante a gestação e lactação transferem essas gorduras a seus bebês pela placenta e pelo leite materno, respectivamente. Quando ingeridas em excesso pelo feto e pelo bebê durante os primeiros meses de vida, as gorduras saturada e trans podem alterar o desenvolvimento de vias do cérebro e comprometer permanentemente o controle da fome, causando aumento da ingestão alimentar, condição associada a maiores riscos de obesidade. A gordura saturada é comumente encontrada em alimentos de origem animal – carnes (principalmente na parte mais gordurosa), pele de frango, banha, bacon, toucinho, torresmo, frios, creme de leite, queijos amarelos e manteiga – e no chocolate. Já a gordura trans é encontrada especialmente em alimentos industrializados, como sorvetes de massa, bolos industrializados, biscoitos recheados, chocolate e margarinas.

A cafeína, encontrada principalmente no café, no chá-preto e em refrigerantes à base de cola, é outra substância que deve ser consumida com cuidado pela mulher que amamenta. Se for ingerida em excesso, ela é transferida para o bebê pelo leite e pode provocar irritabilidade, alteração no sono e menor capacidade de absorção de ferro, aumentando as chances de anemia na criança.

O álcool também deve ser evitado durante o período de gestação e de amamentação. O consumo acima de 0,5 mililitro de bebida alcoólica por quilograma de peso da mãe pode reduzir a liberação de leite pela mama. Além disso, a presença de álcool no leite materno aumenta as chances de alterações no sono e no desenvolvimento do bebê.

Por tudo isso, mamãe, se o seu bebê apresentar sinais de cólica, como choro excessivo, vale a pena observar se você não está ingerindo alimentos inadequados ou se esses alimentos não estão sendo dados diretamente ao bebê.

Agora, uma boa notícia para as mães que amamentam é que, para haver produção de leite, ocorre a mobilização das reservas de gordura corporal acumuladas durante a gestação, e isso acelera o emagrecimento. A perda saudável de peso no pós-parto varia entre 0,6 e 0,8 quilo por mês para as mamães que iniciaram a gestação com o peso adequado. Perdas acima de 2 quilos por mês são consideradas prejudiciais.

Até porque, como é importante salientar, a fase da amamentação é a que apresenta maior necessidade de nutrientes. É por isso também que, nesse período, não há motivo para iniciar uma dieta restritiva, pois ela pode comprometer a produção e a quantidade de leite e, consequentemente, prejudicar a nutrição do bebê.

Por fim, lembre-se: exercícios extenuantes, de longa duração e de alta intensidade podem produzir muito ácido lático no sangue e no leite, provocando alteração de sabor no leite materno.

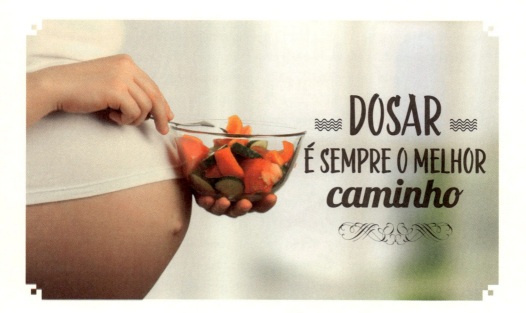

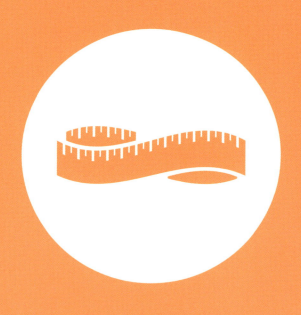

14. CUIDANDO DE NOSSAS CRIANÇAS *e adolescentes*

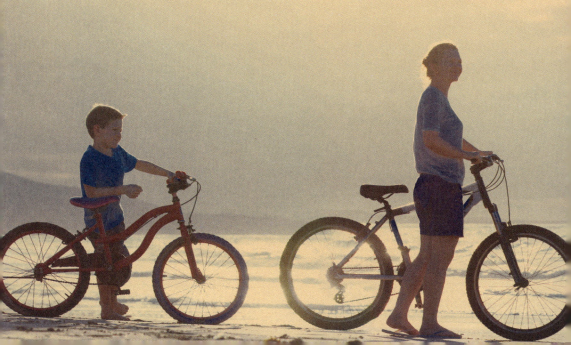

O sedentarismo infantil aumenta cada vez mais. É muito comum vermos crianças que não se exercitam, não brincam na rua ou no parque, ficam enfurnadas em casa, grudadas numa tela de computador, videogame ou tablet. Além de prejudicar a socialização, esse comportamento pode levar a patologias sérias e crônicas que não têm cura e apenas podem ser controladas (como a obesidade).

Nós, pais, temos uma influência determinante nisso. É superimportante que nossos filhos sejam inseridos, ainda pequenos, em um estilo de vida saudável – que não seja uma obrigação, mas, ao contrário, dê prazer. Eu sempre incentivo os meus filhos a se exercitar: brinco de pega-pega, esconde-esconde, corro, pulo corda com eles. É uma forma de mantê-los ativos por meio de brincadeiras e tornar a sua vida mais saudável. Se os pais se movimentam, os filhos se movimentam.

Para apresentar às crianças um estilo de vida saudável de forma natural, sem causar repulsa, é preciso descobrir o que *elas* gostam de fazer. O Nicolas, meu filho mais velho, ama dançar; agora está fazendo aulas de dança de rua e adorando. Alguns pais têm a mania de colocar os filhos em atividades que eles, pais, acham legais. Isso geralmente não dá certo.

ALIMENTAÇÃO

É na infância que os hábitos alimentares são estabelecidos. O padrão alimentar adotado nesse período tem grande importância na consolidação dos hábitos alimentares para a vida toda. Assim, o papel dos pais e da família em geral nesse processo é primordial.

Entretanto, com tantos alimentos industrializados por aí e com o hábito de fast-food dominando a criançada, é muito difícil, para os pais, manter uma alimentação saudável para seus filhos. Por isso, é importante pensar em maneiras de adequar os hábitos alimentares de crianças e adolescentes.

Antes de tudo, a alimentação deve ser um processo natural, e não forçado. Com isso em mente, procure fazer que seus filhos consumam alimentos de todos os grupos alimentares. Esse é o melhor conselho. Agora, claro, é importante controlar a oferta de alimentos ricos em calorias, como doces, pirulitos, chocolates, balas, bolachas recheadas, sorvetes, bolos recheados e pipocas, e também alimentos ricos em gorduras, como frituras e salgadinhos industrializados. Restringir, sem radicalismos, a disponibilidade de guloseimas em casa é uma estratégia importante e necessária. Em contrapartida, use e abuse de opções saudáveis.

O segredo da boa aceitação de alimentos saudáveis pela criança está na oferta constante deles. Quanto mais ela é exposta ao mesmo alimento, mais tende a aceitá-lo. Para facilitar ainda mais essa aceitação, lance mão de todas as técnicas possíveis: monte pratos coloridos, crie imagens divertidas com a comida e, claro, incentive constantemente o hábito de comer bem.

EXERCÍCIO FÍSICO

Além da redução da gordura corporal, a prática regular de atividade física durante a infância e a adolescência está associada a diversos benefícios físicos, biológicos e sociais, incluindo melhora no sistema musculoesquelético e na qualidade de vida, diminuição de ansiedade e, prevenção de casos de depressão e de ganho de peso, e manutenção da massa magra, melhora no perfil lipídico e diminuição de risco de doenças associadas à obesidade.

Em crianças ou adolescentes, o organismo está metabolicamente a mil, pronto para se desenvolver, sobrando energia e com células prontas para se diferenciar. Então, devemos estimulá-los a se *exercitar*.

A atividade física pode estar presente na vida dos jovens por meio de jogos, esportes, recreação ou mesmo da educação física escolar, e deve ser introduzida como parte de sua rotina de forma regular. É importante que os pais tenham isso como uma das prioridades na vida de seus filhos, que no futuro vão te agradecer, tenho certeza.

Quanto mais atividade, melhor para a saúde mental e física da criança e do adolescente. Lembro que os exercícios precisam ser supervisionados e escolhidos de acordo com o perfil de cada um.

Com que idade se pode começar a praticar musculação?

Muita gente pensa que a prática esportiva por crianças e adolescentes faz mal, trazendo prejuízos à saúde e ao crescimento. Pelo contrário: desde que seja feita com orientação profissional, ela só traz benefícios, incluindo os exercícios de musculação (com pesos) e impacto. Antigamente, acreditava-se que eles atrapalhavam a fase do crescimento, porém muitos estudos atuais não só contestam essa ideia como comprovam seus efeitos positivos no desenvolvimento de adolescentes.

A musculação é recomendada para jovens a partir de 12 anos, e, entre os seus diversos benefícios, destacam-se:
- √ aumento de força;
- √ melhora da autoestima;
- √ correção postural;
- √ socialização;
- √ melhora da concentração;
- √ aumento da flexibilidade e do condicionamento físico geral;
- √ aumento da densidade mineral óssea;
- √ prevenção do sedentarismo e de patologias relacionadas.

Agora, existem restrições de acordo com o biótipo, a idade e o sexo do adolescente. Além disso, os exercícios devem começar bem leves, com pouca carga e não muito complexos, e a carga horária de no máximo 40 minutos diários, até três vezes por semana, deve ser respeitada.

Além dessas ressalvas, é preciso conscientizar o adolescente de que o treinamento não é uma competição de quem pega mais peso. O excesso de peso, sim, pode comprometer o crescimento. Por isso é tão importante a orientação de um médico e de um educador físico, pois o adolescente precisa de treino personalizado. Como os ossos e a musculatura ainda não estão formados nessa fase, os treinos de resistência são os mais indicados.

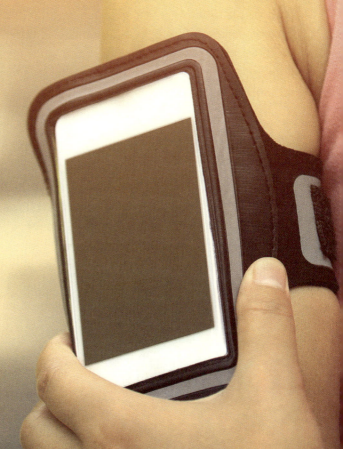

15.
A TECNOLOGIA A SERVIÇO DA *atividade física*

GAMES

Os videogames são muitas vezes acusados de levar ao sedentarismo, prejudicar a integração social e estimular a violência.

Bem, essas coisas acontecem com grande frequência, é verdade. Mas será que eles não possuem um lado bom?

Quando utilizados de forma dosada, os videogames podem ser muito benéficos, pois melhoram a cognição (que é o processamento de informações), a concentração, a atenção visual, as habilidades de movimentos finos (mais delicados), as habilidades emocionais, a criatividade etc. Ademais, existem jogos específicos para estimular o raciocínio, a concentração, o pensamento rápido.

Algumas plataformas, como Nintendo Wii™, Playstation® Move, Kinect™, ainda podem ser ótimas ferramentas para estimular pessoas sedentárias a sair da zona de conforto. A prática de esportes virtuais e interativos, como lutas, ginástica, vôlei, tênis, boliche e dança, apresenta resultados significativos, por exemplo, no processo de emagrecimento; dependendo do jogo, é possível perder 400 calorias em 1 hora. Além disso, esse tipo de exercício tonifica os músculos inferiores e superiores e desenvolve a atenção e a coordenação do praticante. Entretanto, é preciso tomar cuidado com a realização dos movimentos, pois alguns, se repetidos inadequadamente, podem causar lesões por esforço de repetição e danos futuros.

PLAYLIST E DESEMPENHO

Quem não tem uma lista enorme de músicas no celular ou no iPod? Na hora de treinar, quase todo mundo coloca o fone de ouvido e dá o play. A música anima, desestressa, distrai e dá a sensação de que o tempo passa mais rápido.

Vamos pensar na relação da música com a corrida, especificamente. Quando corremos, principalmente se estamos cumprindo a obrigação e a rotina do treinamento, é normal sermos tomados por pensamentos como: "Esta corrida não acaba nunca!", ou "O tempo não passa!", ou "A reta final ainda está muito longe?". Quanto mais pensamos essas coisas, mais nos cansamos e mais distante fica o fim do treino. É aí que entram os benefícios da música! Pesquisas mostram que a música reduz a percepção de esforço por distrair o cérebro da sensação da fadiga e cansaço, melhorando a resistência muscular e, consequentemente, a performance na corrida.

Em meus estudos, pude comprovar a ajuda da música no exercício. Quando fazia pesquisas com altitude simulada e corrida dentro de câmara, verifiquei que os voluntários que corriam ouvindo música terminavam o exercício com maior tranquilidade, mesmo com o estresse causado pela altitude.

Alguns treinadores não são adeptos e não gostam da utilização de música no treino de corrida, pois dizem que, durante o exercício, é necessário monitorar a frequência cardíaca, observar a execução dos movimentos e das passadas, não esquecer a hidratação, e tudo isso exige uma concentração e uma atenção que podem ser afetadas pela música.

Bem, há várias opiniões. Porém, para quem gosta, vê resultados e associa a música a uma sensação de prazer, programe a playlist! Assim, expressamos nosso entusiasmo pelo corpo; então, dependendo do ritmo, podemos até correr mais intensamente. Selecione músicas mais agitadas e tente acompanhar o ritmo com a sua passada. Músicas motivacionais que trazem na letra expressões como "push it" ou "work it" sincronizadas com as batidas podem melhorar ainda mais o desempenho.

Só fique de olho para não extrapolar! Escolha músicas que você goste e corra na dose certa. E não esqueça de prestar atenção na execução dos movimentos, para evitar lesões.

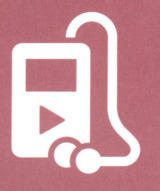

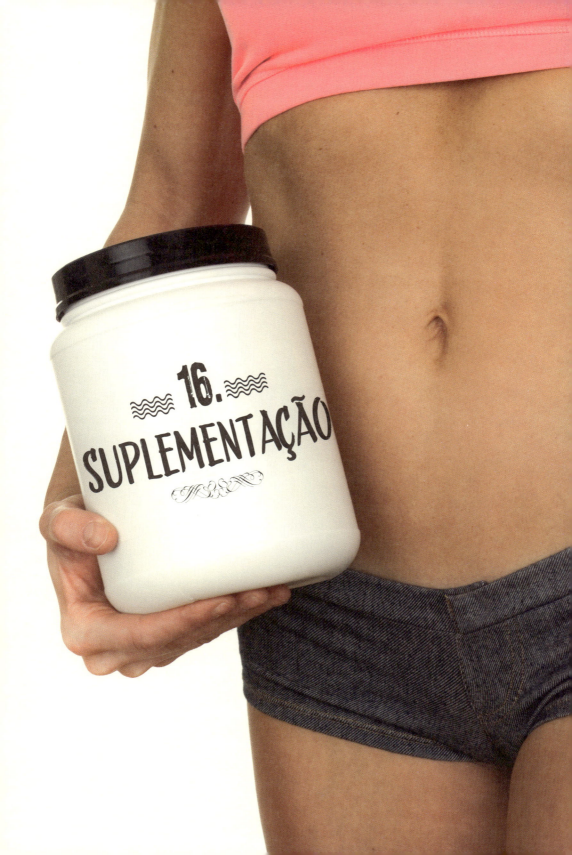

Suplementos alimentares são substâncias artificiais compostas por carboidratos (normalmente identificados nos rótulos como maltose/dextrose), vitaminas, minerais, proteínas (whey protein), aminoácidos (BCAAs e glutamina) ou eletrólitos (bebidas isotônicas). Atuam como complemento de uma alimentação saudável, rica e variada.

Consumidos por praticantes de atividade física e atletas, melhoram o desempenho durante as provas ou treinos, além de auxiliarem na recuperação nutricional no pós-treino.

Um plano de suplementação orientado por profissionais de saúde pode conter: repositores energéticos e hidroeletrolíticos, restauradores, construtores, termogênicos, antioxidantes. Uma suplementação assim repõe energia, hidrata, restaura as lesões musculares, desenvolve massa muscular, ativa o metabolismo de gordura (acentua a perda de peso) e previne o envelhecimento precoce.

Os suplementos já foram muito condenados, em grande parte por conta de produtos que prometiam "emagrecer", "hipertrofiar", "melhorar desempenho" — todas promessas ilusórias. Sozinhos, os suplementos esportivos não fazem efeito; eles só têm eficácia quando combinados ao exercício.

A tabela a seguir relaciona os principais suplementos utilizados hoje em dia, composições, objetivos e modo de uso:

KILORIAS

Suplemento	Objetivo	Dosagem
Aminoácidos de cadeia ramificada (ACR)	Anticatabólico (que evita perda de massa muscular)	6 a 10 g/dia
Cafeína	Estímulo da queima de gordura e aumento de desempenho	3 a 8 mg/kg/dia
Carboidratos (maltodextrina, dextrose, waxy maize)	Disponibilidade de energia durante o exercício e reposição de glicogênio	0,5 g/kg antes do exercício; diluição a 6%-8% durante o exercício; 1 g/kg pós-exercício
Proteínas (whey protein, albumina, caseína e hidrolisado de carne vermelha)	Estímulo da síntese proteica muscular	20 a 40 g pré e pós-exercício físico
Hipercalóricos	Aumento do aporte de macronutrientes da dieta	Sob supervisão do nutricionista
Repositores hidroeletrolíticos	Reposição de água e sais minerais	Sob supervisão do nutricionista
Substitutos de refeições	Substituição de uma refeição normal quando não existir possibilidade por uma mais prática	Sob supervisão do nutricionista

Fonte: Felipe Donatto

Cuidado! Drogas e anabolizantes

Anabolizantes são hormônios esteroides naturais e sintéticos que promovem crescimento e divisão celular, resultando no desenvolvimento de diversos tipos de tecido, especialmente muscular e ósseo. São substâncias geralmente derivadas do hormônio sexual masculino, a testosterona, e podem ser injetáveis ou ministradas por via oral.

Os esteroides anabólicos não são permitidos pela Anvisa para a prática esportiva ou a melhora da hipertrofia. Eles podem causar diversos efeitos colaterais graves à saúde se utilizados desnecessariamente e sem orientação médica. Os anabolizantes devem ser empregados somente em caso de anormalidades e patologias, sempre com prescrição e acompanhamento médico. *Jamais devem ser utilizados para fins estéticos!*

OS SUPLEMENTOS *só têm eficácia* QUANDO COMBINADOS AO EXERCÍCIO

SHAKES

Eu sou superesquecida. Me alimento bem, tenho uma rotina ótima, mas, quando estou na correria, minha cabeça me prega umas peças. Por isso, aprendi a utilizar os shakes substitutivos como uma estratégia de "não esquecimento". Sempre carrego na bolsa um squeeze com a porção certa para uma refeição (almoço ou jantar). Não deu tempo de comer? Encho de água e bato o meu shake. Eu utilizo os shakes para não pular refeições, porém eles podem ser usados para emagrecer.

Mas será que funcionam? Será que fazem bem? Os substitutos alimentares, entre os quais os shakes se incluem, são definidos pela Anvisa como "alimentos especialmente formulados e elaborados de forma a apresentar composição definida, adequada a suprir parcialmente as necessidades nutricionais do indivíduo e que sejam destinados a propiciar redução, manutenção ou ganho de peso corporal". A própria Anvisa regulamenta a quantidade de nutrientes que pode ser acrescentada a cada shake, a qual determina se ele se destina à substituição parcial ou total das refeições.

Os shakes que substituem *parcialmente* as refeições (ou seja, que substituem até duas refeições por dia) devem variar entre 200 e 400 calorias por porção pronta para o consumo. Já os shakes destinados à *substituição total* da refeição ao longo do dia devem fornecer entre 800 e 1.200 calorias. Ou seja, cada porção deve conter 1/3 ou 1/4 do valor energético total do produto, dependendo do número de porções diárias recomendadas.

As proteínas devem corresponder entre o mínimo de 25% e o máximo de 50% do valor total de calorias. É importante pontuar que a ingestão total diária de proteínas não pode exceder 125 gramas.

As calorias provenientes dos lipídeos não devem exceder 30% do valor energético total do alimento.

Os substitutos parciais (consumidos junto com a refeição) devem conter minimamente 33% da quantidade de vitaminas e minerais necessários no dia. Já os substitutos totais devem ofertar 100% desses nutrientes.

Mas, afinal, os shakes realmente ajudam a emagrecer? A sua composição nutricional certamente é balanceada; eles contêm quantidades equilibradas de macronutrientes (carboidratos, proteínas, lipídeos) e micronutrientes (vitaminas e minerais). Entretanto, o emagrecimento depende da forma como são utilizados.

Geralmente, para obter redução de peso, substituem-se até duas refeições na dieta diária. Já para manter o peso, deve-se substituir apenas uma refeição diária. Se o objetivo é ganhar peso, acrescentam-se até duas porções à dieta habitual.

Agora, é fundamental que as pessoas que recorrem a shakes para emagrecer mantenham uma alimentação equilibrada ao longo do dia. Não adianta nada substituir uma ou duas refeições e exagerar nas outras.

Além disso, cada indivíduo apresenta uma necessidade calórica; assim, é preciso fazer um planejamento nutricional com um profissional capacitado, que levará em conta seu estilo de vida e seus hábitos alimentares.

Depois de saber tudo isso, você então me pergunta: qual é a melhor opção entre shake e comida? E eu respondo sem dúvida nenhuma: comida! Uma alimentação que contemple todos os grupos alimentares de forma balanceada, isto é, à base de frutas, verduras, legumes, cereais integrais, grãos e carnes magras apresenta um efeito melhor e mais duradouro quando comparada ao consumo de shakes. Estes devem ser indicados pelo nutricionista somente quando necessário.

Os shakes ainda apresentam um "problema": a limitação de sabores, que acaba cansando o paladar. Outro grande limitante é o pós-tratamento; se você não mudar o seu hábito alimentar, com certeza vai voltar a ganhar peso quando parar de consumir o shake. Por tudo isso, a melhor opção sempre é a reeducação alimentar.

No caso específico de atletas e pessoas que praticam muito exercício físico, porém, os shakes são ótimos para complementar e repor as calorias e os nutrientes ao longo do dia.

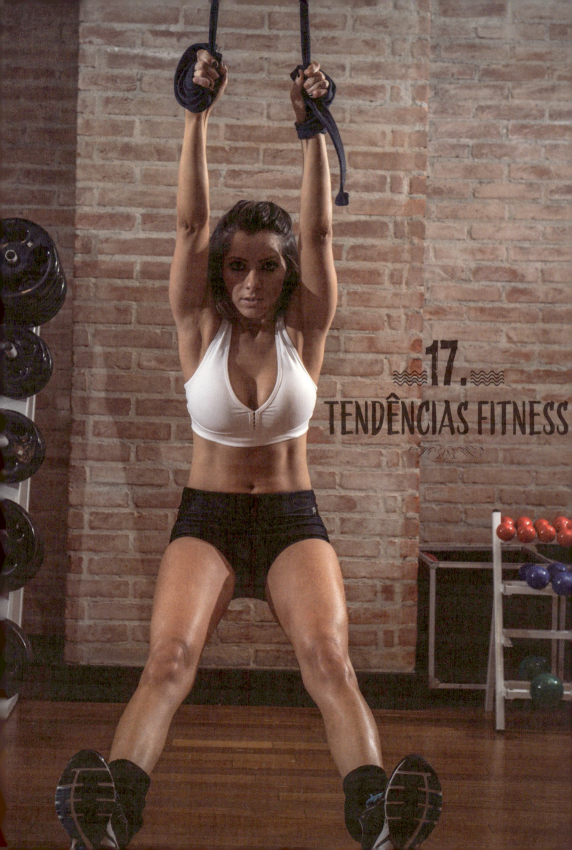
17.
TENDÊNCIAS FITNESS

AERÓBIO EM JEJUM

O treino em jejum, ou aeróbio em jejum (AEJ), é um tema muito discutido entre profissionais, pesquisadores e leigos.

Ao acordar, a pessoa se encontra em um estado chamado de "jejum overnight". Depois de pelo menos oito horas sem comer, qualquer atividade pode ser um perigo. A glicose sanguínea normalmente está baixa, e o organismo precisa de fontes energéticas. O indivíduo nessas condições utiliza proteínas musculares para obter energia durante o exercício; assim, perde peso, porém em função da redução da massa muscular, o que em muitos casos não é a intenção.

Se você treina de estômago vazio, pode ter hipoglicemia e sentir vertigem – ou até mesmo desmaiar. Imagine o perigo que é sentir uma forte tontura enquanto corre na esteira...

Ainda assim, há estudos que defendem o treino em jejum, mas apenas para atletas de alto nível (que melhoram seu desempenho com o AEJ). De todo modo, essa prática não vale para iniciantes, para atletas amadores e muito menos para sedentários. Além disso, esses estudos são recentes, e não se sabe ao certo quais são os resultados e efeitos colaterais do AEJ a longo prazo.

A alimentação antes – e também depois – do treino é importantíssima e deve ser dosada e racional. Especialmente o café da manhã, que dá energia para o restante do dia.

TREINAMENTO FUNCIONAL

O treinamento funcional é um programa de condicionamento que visa aperfeiçoar várias capacidades físicas em uma sessão de treino e/ou periodização. Tem como objeto aprimorar não só a força, mas também a resistência cardiorrespiratória, a flexibilidade, a potência, a agilidade, a velocidade, a coordenação motora, o equilíbrio e a resistência muscular. Ele emprega padrões fundamentais do movimento humano (como empurrar, puxar, agachar, girar, lançar, entre outros) e envolve a integração de todo o corpo; assim, aprimora ou resgata a eficiência do movimento humano em atividades do cotidiano. Para tanto, utiliza-se de aparelhos alternativos ou acoplados a aparelhos de musculação, exigindo mais dos proprioceptores[9] corporais na execução das atividades. Os exercícios também podem ser realizados com o peso do próprio corpo, cabos, elásticos, pesos livres, base de suporte instável e reduzida, medicine balls e bolas suíças. Dessa forma, são bastante motivacionais e desafiadores, e o aluno, sempre orientado por um instrutor capacitado, não apenas melhora a funcionalidade corporal natural do seu organismo como conquista um corpo saudável e bem condicionado.

Perguntas frequentes

√ Qualquer pessoa pode praticar?
Sim. Homens e mulheres, independentemente da idade, da condição física ou do objetivo que buscam com a atividade física. O treinamento funcional prepara o corpo de uma forma integrada para que, ao longo da vida, a pessoa continue apta a realizar os movimentos do dia a dia.

√ Quais são as partes do corpo que podem ser trabalhadas no treino funcional?
O corpo é trabalhado como um todo. O treinamento funcional trabalha para aperfeiçoar cada função, seja dos músculos, das articulações, dos tendões ou dos ligamentos. Um bom exemplo é o agachamento: não é só o ato de flexionar e estender os joelhos; esse exercício trabalha a consciência da utilização adequada dos músculos do glúteo, da coxa, da perna e do abdome, além da utilização correta das articulações.

---

9 Órgãos sensitivos que informam o cérebro sobre o movimento e a posição do corpo.

- √ Qual é o gasto calórico em uma 1 hora de funcional?
  Geralmente, em torno de 500 calorias. Mas isso varia de pessoa para pessoa e de acordo com a intensidade do treino.

- √ Qual é a frequência ideal de treino?
  No mínimo, duas vezes por semana, mas pode ser feito diariamente.

- √ Posso praticar outras atividades físicas junto com o treino funcional?
  Qualquer atividade extra é liberada. Exercícios como dança, corrida, natação e pilates são ótimos complementos. Mas lembre-se: respeite os seus limites, não cometa excessos.

Treinamento suspenso

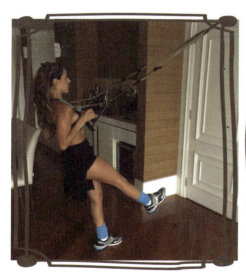 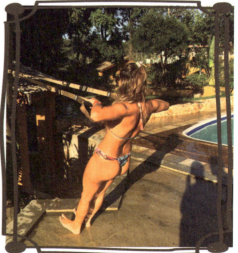

O treinamento suspenso é uma boa opção para quem busca melhorar o condicionamento físico e a resistência muscular de forma geral.

A ginástica é feita com uma simples tira de náilon em formato de Y; a ponta simples da tira é presa ao teto, e as outras duas terminam em manoplas, onde se engancham mãos ou pés.

Na realização de qualquer exercício com o corpo inclinado ou em suspensão, mesmo o mais básico, você aciona diversos grupos musculares, daí a grande vantagem desse treinamento.

Outra coisa legal é que ele pode ser realizado por pessoas de todos os níveis de habilidade e condicionamento físico, já que o peso do corpo é a principal sobrecarga (que ainda pode ser reduzida ou intensificada com rápidos e pequenos ajustes no posicionamento).

Entre os vários benefícios do treinamento suspenso, estão: melhora da estabilidade do core, aumento da flexibilidade, da força e do equilíbrio, fortalecimento da musculatura e das articulações e melhora da postura.

Aprenda a improvisar um equipamento suspenso

Quem já treinou ou assistiu a um treino de jiu-jítsu? Bem, foi daí que surgiu um dos equipamentos mais procurados para treinamento funcional: o TRX.

Para quem não tem a opção de usar um ou quer economizar, a sugestão é improvisar! Pegue duas faixas de judô ou de jiu-jítsu (que são mais firmes); passe uma das faixas em volta de uma barra suspensa qualquer (mas firme, claro!) e dê um nó bem forte (a faixa precisa te aguentar); passe a outra faixa por dentro da primeira, e você tem algo muito parecido com um equipamento suspenso. Lembre-se: como se trata de um equipamento improvisado, tome cuidado e verifique se ele realmente suporta o seu peso.

PILATES

O pilates é um método de condicionamento físico e mental que proporciona fortalecimento muscular e alongamento corporal e estimula a memória. A técnica trabalha o corpo como um todo, corrigindo posturas erradas, restaurando a vitalidade física,

17 - TENDÊNCIAS FITNESS

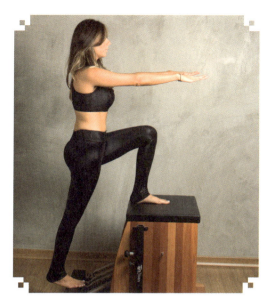

revigorando a mente contra o estresse e propiciando nova oportunidade de movimento. Ao criar um corpo verdadeiramente forte, o pilates também aumenta a resistência aos efeitos debilitantes do envelhecimento. Além de tudo isso, oferece resultados rápidos. Parece bom, né? Pois é, não é à toa que atrai cada vez mais praticantes.

Os princípios básicos do pilates são: respiração, centralização, concentração, controle, precisão e fluidez.

Respiração: preste atenção na maneira como você inspira e expira

O pilates possui técnicas de respiração específicas. Algumas, você pode empregar no seu dia a dia:

- √ Preste atenção na respiração. Isso aumenta e melhora a sua percepção do corpo e do momento presente;
- √ Sempre que possível, inspire e expire pelo nariz;
- √ No dia a dia, procure inspirar e expirar usando *todo* o sistema respiratório. Sinta o ar entrando pelo nariz, passando pelo peito, indo em direção ao baixo ventre e, ao sair, fazendo o caminho oposto.

Centralização: ativação do centro de força

O core é o núcleo, a base do movimento humano. Uma vez fortalecido, melhora o desempenho em todas as atividades físicas. Embora alguns exercícios focalizem exclusivamente a contração dos músculos abdominais, ela pode ser praticada durante qualquer tipo de exercício – e até mesmo em atividades corriqueiras –, pois proporciona maior estabilidade nos movimentos.

Exercícios para o core melhoram a postura, o equilíbrio, o desempenho e a qualidade de vida como um todo. Os mais comuns são de estabilização e respiração, como exercícios funcionais que usam o peso do corpo, fitball, em suspensão etc.

Concentração: a execução da postura correta e segura

A fraqueza e o desequilíbrio entre os grupos musculares anteriores e posteriores do tronco são as principais causas de problemas posturais. A hiperlordose lombar, por exemplo, aquela famosa postura de bumbum empinado, também projeta o abdome para a frente e passa a impressão de barriguinha saliente, mesmo em pessoas magras.

É bastante importante fazer uma avaliação postural, uma vez que a postura é um fator muito individualizado. Além do pilates, a reeducação postural global (RPG) pode ajudar na melhora da postura. As duas práticas reestruturam a musculatura e focalizam o fortalecimento dos músculos do tronco.

Seguem algumas dicas que você pode empregar no seu dia a dia para melhorar a sua postura:
- √ Olhe-se no espelho de corpo inteiro e observe o seu corpo com atenção. Um dos ombros se arqueia mais para a frente? Você mesmo é capaz de observar o posicionamento do seu corpo e tentar mudá-lo;
- √ Alongue-se logo após acordar e durante as pausas no trabalho, principalmente se você trabalhar numa mesma posição, sem grandes movimentações. O alongamento alivia as tensões e proporciona relaxamento ao corpo;
- √ Quando sentado, procure manter as costas no encosto da cadeira e apoiar os pés em um suporte, mantendo um ângulo de 90 graus no joelho;
- √ Durante as pausas no trabalho, você também pode fortalecer a musculatura do tronco. Desencoste da cadeira e mantenha a coluna alinhada. É uma postura difícil de manter, pois exige o trabalho de músculos do abdome e das costas. Mas é uma forma bastante simples de começar a fortalecer a musculatura.

Controle: o domínio sobre a musculatura desejada

Na musculação, você realiza sequências de movimentos, mas muitas vezes não consegue ter o controle sobre eles por conta da carga. No pilates, você precisa coordenar a respiração com os movimentos. Isso exige e proporciona concentração e foco no grupo muscular que está sendo exercitado, pois equilíbrio e estabilidade são essenciais para o movimento perfeito. Assim, além de fortalecer o músculo com o peso do corpo e algumas sobrecargas, você exercita e fortalece os músculos mais profundos.

Esse domínio gera uma reeducação dos movimentos do corpo nas atividades do dia a dia. Sem perceber, você começa a manter a postura correta e a contrair os músculos abdominais.

Precisão: evitando gastos desnecessários de energia

A aula de pilates, por ser ininterrupta e buscar a perfeição do movimento, evita erros na execução e lesões por repetições. Além disso, a precisão evita gastos desnecessários de energia com movimentos errados.

Fluidez: a execução ritmada e coordenada

No pilates, para que haja estabilidade e perfeição do movimento, toda técnica é coordenada e ritmada. Ao fazer um exercício com foco nos membros inferiores, por exemplo, você precisa coordenar com movimentos dos membros superiores e se concentrar na contração abdominal (core) e na respiração. Por isso a aula flui de forma equilibrada, e a definição muscular é harmoniosa.

Ao contrário da ginástica convencional, o pilates não conta com grande quantidade de repetições (é ideal para quem não gosta de exercícios repetitivos). Como eu disse, a qualidade e a precisão dos movimentos são os principais focos.

Os exercícios respeitam as necessidades do indivíduo e, aos poucos, conforme o praticante evolui na técnica, tornam-se mais complexos.

Em pouco tempo de prática – em média, de 8 a 10 sessões –, o aluno já sente os efeitos do pilates; após vinte sessões, ele pode notar um corpo completamente diferente. O pilates proporciona maior disposição para as atividades diárias, melhora da autoestima em razão da correção postural, melhora no desempenho esportivo com o aumento da amplitude articular, melhora na circulação, diminuição significativa das dores nas costas, entre tantos outros benefícios.

TREINAMENTO INTENSO

O treino que alterna intensidades altas com períodos de descanso tem efeitos muito positivos na queima de gordura.

Um exemplo desse tipo de treinamento seria uma corrida na frequência cardíaca e na intensidade máximas durante 1 minuto, seguida de caminhada durante 2 minutos, para uma recuperação adequada, repetindo-se a sequência por mais quatro vezes, totalizando cinco séries, ou 15 minutos.

Esse poderoso e intenso treino tem inúmeros pontos positivos e proporciona ao praticante diversos benefícios:

- √ **Eficiência:** se você trabalha muito e tem uma agenda lotada, aproveite os intervalos do dia para fazer um treino intenso de 15 minutos. Se realizado corretamente pelo menos três vezes por semana, seus resultados são melhores do que os obtidos com uma corrida leve, em ritmo constante, por 1 hora em esteira. O treinamento intenso também melhora o condicionamento aeróbio e o fôlego. Os resultados podem aparecer em pouco tempo.
- √ **Queima de gordura:** estudos observaram maior queima de gordura e de calorias nas 24 horas seguintes ao treinamento intenso em comparação com o exercício em ritmo constante.
- √ **Melhora na saúde do coração:** com a prática frequente de treinamentos intensos, após oito semanas, os participantes conseguem melhorar consideravelmente o seu desempenho e resistir durante mais tempo no exercício, sem aquela sensação de que o coração vai sair pela boca.
- √ **Perda de peso, não de músculo:** quando você segue uma dieta, pode acontecer de perder massa muscular junto com gordura. O treinamento intenso intervalado preserva o músculo e garante a redução das medidas com a eliminação de gordurinhas indesejadas.
- √ **Aumento do metabolismo:** o treinamento intenso estimula a produção do hormônio do crescimento (GH) numa proporção de 450% nas 24 horas seguintes ao exercício. Lembre-se: esse hormônio não é responsável apenas pela perda calórica, mas também por retardar o processo de envelhecimento.
- √ **Praticidade:** você pode realizar o treinamento intenso na rua, no parque, na praia, em qualquer lugar; basta adaptar o treino ao espaço disponível. O intuito é obter um aumento da frequência cardíaca até atingir a máxima. Isso se consegue com uma corrida intensa ou pedalando em alta velocidade.

Protocolo de Tabata

Em meados da década de 1990, o pesquisador Izumi Tabata realizou um estudo com dois grupos de pessoas. O primeiro efetuava com frequência um treino moderado de cárdio por 60 minutos, ou seja, tempo suficiente para aumentar o metabolismo e, consequentemente, queimar gordura.

O outro grupo pedalava em uma bicicleta por 4 minutos, respeitando o seguinte padrão: 20 segundos de atividade na maior intensidade possível e 10 segundos de descanso, totalizando oito séries.

O resultado, depois de alguns meses de pesquisa, apontou que o segundo grupo teve melhora no condicionamento geral e perda de gordura mais acentuadas do que o primeiro.

Esse foi o pontapé inicial para os estudos do treinamento de alta intensidade e intervalado. O conceito é simples, mas a execução é difícil e deve ser correta.

Algumas pessoas pegaram o conceito de maior intensidade e menos descanso e ignoraram a execução. Elas pensaram: "Se 4 minutos é bom, então 8 minutos deve ser ainda melhor... Imagine 16!".

No entanto, mais nem sempre é melhor. De nada adianta o exercício se você não conseguir manter o máximo da intensidade. É preciso respeitar os limites. Lembre-se, a chave para Tabata é a intensidade: faça os exercícios em potência máxima, descanse por tempo suficiente para manter essa intensidade e então repita o exercício. A ideia é colher os benefícios de uma experiência extrema.

Isso não quer dizer que você não possa fazer duas, três ou até quatro rodadas de treinos de 4 minutos de Tabata. Entretanto, as rodadas adicionais podem gerar menos benefícios se a intensidade não for tão alta. Na quarta rodada, por exemplo, é pouco provável que você execute o exercício na sua intensidade máxima. Por isso, tenha consciência e administre o seu treino.

Realizando o protocolo de Tabata:

Passo 1: escolha um exercício de que você goste. Mas deve ser um que você consiga realizar em intensidade muito alta. Se optar por caminhar, caminhe o mais rápido possível; se for fazer flexões, procure executar da melhor forma e o mais intensamente possível; se for levantar peso, escolha uma carga que te permita fazer seis repetições.

Passo 2: depois de aquecer, realize:
- √ 20 segundos do exercício escolhido em alta intensidade.
- √ 10 segundos de descanso ou de trabalho em baixa intensidade.

Repita oito vezes (para um total de 4 minutos).

Passo 3: Se você tiver condicionamento, descanse por 1 minuto e depois repita. Faça, no máximo, três a quatro séries no total, ou 15 a 20 minutos.

O descanso deve ser suficiente para que você possa manter uma intensidade elevada por um longo período de tempo. Esse treino é ótimo porque permite melhorar o condicionamento com qualquer atividade, queimar gordura, tudo isso aproveitando o pouco tempo que você tem. E se você fizer tudo certinho, vai ficar chocado com a transformação do seu corpo, que continua queimando calorias horas após o exercício.

Exercício intenso de 7 minutos

O estudioso Chris Jordan também deu a sua contribuição para as pesquisas de treinamento intervalado, desenvolvendo um método que é ideal para o público adulto, cumprindo todas as recomendações básicas de exercícios e, o melhor, em no máximo 7 minutos.

O protocolo formulado é bem parecido com o de Tabata, porém aqui a rotina de treino envolve doze exercícios executados em 30 segundos, com 10 segundos de descanso entre as séries. Os exercícios que compõem este treino são:

1. polichinelo;
2. posição sentada com apoio da parede;
3. flexão;
4. abdominal crunch;
5. subir na cadeira com pernas alternadas;
6. agachamento;
7. tríceps no banco;
8. prancha frontal;
9. corrida com elevação de joelhos;
10. afundo;
11. flexão com rotação de tronco;
12. prancha lateral.

Quando o treino é realizado em uma intensidade alta, ele combina exercícios metabólicos e treinamento de resistência em uma única sessão.

Este treinamento envolve todos os grupos musculares, e você pode repetir o ciclo de uma a três vezes, dependendo do seu condicionamento. Uma série já pode gerar ótimos resultados, principalmente para condicionamento, emagrecimento e fortalecimento.

LUTAS PARA HOMENS E MULHERES

Com o sucesso do MMA no Brasil e o surgimento de grandes ídolos na modalidade, era esperado que houvesse um aumento na oferta e procura desse esporte em academias de lutas e fitness.

Após anos trabalhando com atletas profissionais e adaptando as técnicas utilizadas por eles para o público em geral (MMA amador), ficou claro para mim que o ideal seria incluir no treino de MMA amador uma segunda modalidade, uma arte marcial. O que acontece com a prática isolada do MMA amador é que o aluno adquire um estilo híbrido, ou seja, sem uma origem em uma arte marcial que lhe proporcione um sistema de graduação (por faixa ou outro) ou experiência em treinos específicos. Essa arte marcial pode ser boxe, jiu-jítsu, judô, muay thai, karatê etc. A prática de uma modalidade específica de arte marcial propicia inúmeros benefícios, ainda que você comece mais velho. Acredite: nunca é tarde para alguém que deseja aprender.

DICA

Quando procurar uma academia para a prática de MMA ou outra modalidade de arte marcial, não esqueça dos equipamentos de proteção. O protetor bucal, a vaselina, ataduras, caneleiras, luvas grandes (boxe), luvas pequenas (MMA) e o capacete fazem parte do kit do praticante consciente.

Cárdio MMA

O cárdio MMA combina técnicas e exercícios de força e de condicionamento para MMA. Você treina a mobilidade em exercícios de alto ou baixo impacto, posturais, pliométricos, isométricos, de velocidade, de potência, de força e core training, o que proporciona uma grande evolução do sistema cardiovascular.

Esse método tem sido a melhor opção para muitas pessoas que precisam e querem praticar exercícios físicos mas estão cansadas de métodos convencionais. Em 45 minutos de cárdio MMA, você pode, por exemplo, realizar um circuito de muay thai ou jiu-jítsu que inclua exercícios de potência e agilidade. Por trabalhar inúmeras capacidades físicas e técnicas, os resultados positivos aparecem bem antes do esperado.

Ladies camp: lutas para mulheres

Aquela história de que academia de lutas é lugar de homens já era. As mulheres invadiram as academias em busca de métodos alternativos para a prática de artes marciais.

Para atender o desejo da mulherada, as academias criaram aulas condicionadas combinadas com lutas. Essas aulas são conhecidas como ladies camp e visam o aprimoramento da resistência cardiorrespiratória, a redução do estresse, a tonificação muscular, a redução de peso e de gordura corporal, além da mudança do estilo de vida, ou seja, são aulas que trabalham o corpo como um todo. Outra vantagem é que elas treinam o movimento, não apenas o músculo, tornando o corpo muito funcional.

Tempos atrás, a gente só via algo parecido no aeroboxe ou kickboxing. Hoje, vários professores de lutas aderiram ao ladies camp, pois o método, além de tudo, mantém a essência da arte marcial.

Outro ponto que vale ressaltar é a preservação da integridade física feminina. Nenhuma mulher quer ficar com dores no dia seguinte à academia por causa de uma pancada muito forte nem com marcas pelo corpo. Por isso, o treino é configurado de um jeito que praticamente elimina o sparring (uma "simulação" de combate). Além disso, há muita conscientização sobre o uso de protetores.

Para encerrar, fica a recomendação: sempre procure academias que ofereçam profissionais capacitados e especializados. Eles saberão como trabalhar a individualidade da mulher.

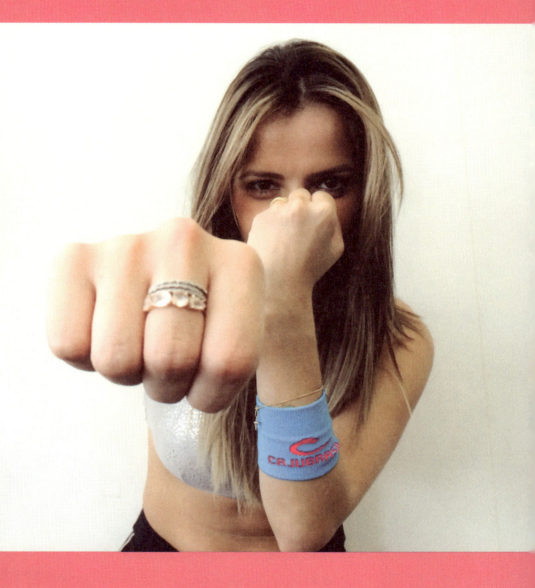

18. TREINE SEM SAIR DE CASA

Já que muitas das desculpas para não treinar envolvem dinheiro para pagar uma academia ou treinador e falta de tempo, deixo aqui a sugestão de um superciclo que você pode realizar em casa e a qualquer hora.

Corrida no lugar com elevação de joelho
Objetivo: fortalecimento de panturrilhas, pernas, flexores de quadril e aumento da frequência cardíaca com consequente aumento do gasto calórico.
Como realizar: corra no lugar, elevando os joelhos alternadamente acima da altura do quadril. Mantenha os braços dobrados a 90 graus, mexendo-os em alternância com as pernas.

Corrida no lugar com calcanhar nos glúteos
Objetivo: fortalecimento de coxas, quadril, glúteos, panturrilhas e aumento da frequência cardíaca.
Como realizar: corra no lugar, flexionando alternadamente os joelhos até bater, literalmente, o calcanhar nos glúteos.

Agachamento com salto vertical
Objetivo: fortalecimento de quadril, glúteos, panturrilhas, pernas.
Como realizar: posicione os pés na largura do quadril, com os dedos apontando para a frente, e agache como se fosse sentar em uma cadeira; levante saltando.

4. Prancha lateral

Objetivo: fortalecimento de peitoral, tríceps, ombros, região do core, músculos dorsais, adutores, abdutores.

Como realizar: Comece na posição inicial de prancha – *sempre* contraia o abdome para não sobrecarregar a lombar. Vire de lado, mantendo um dos braços dobrados apoiado no chão enquanto estende o outro em direção ao teto. Mantenha a posição durante 30 segundos de cada lado.

5. Mountain Climber

Objetivo: fortalecimento de peitoral, ombros, tríceps, core, flexores do quadril, isquiotibiais.

Como realizar: na posição de prancha, traga alternadamente os joelhos em direção ao peito, sem elevar o quadril. Repita o movimento por 30 segundos.

6. Down-dog to up-dog

Objetivo: fortalecimento de ombros, braços, costas e core.

Como realizar: olhando para baixo, apoiado nas mãos, com os braços estendidos, e nos joelhos flexionados (nível básico), ou nos pés, com as pernas estendidas, formando um triângulo (nível avançado), mergulhe em direção ao chão até encostar as pernas inteiras e a barriga, enquanto flexiona os cotovelos; então eleve o tronco, olhando para cima.

18 - TREINE SEM SAIR DE CASA

Abdome infra com elevação de perna
Objetivo: fortalecimento de flexores do quadril, abdome, oblíquos.
Como realizar: deite-se no chão, pressionando a região lombar contra a superfície. Coloque as mãos sob os glúteos ou ao lado do quadril. Então levante as pernas formando um ângulo de 90 graus; em seguida, abaixe as pernas estendidas até próximo do solo. Repita de 10 a 15 vezes.

Superman
Objetivo: fortalecimento de lombar, dorsais, ombros.
Como realizar: virado de barrida para o solo, estenda braços e pernas e levante o braço direito e a perna esquerda ao mesmo tempo. Contraia glúteos e músculos lombares, então volte à posição inicial e faça o movimento com o outro lado. Repita de 10 a 15 vezes.

Terminado o primeiro superciclo, descanse por 30 segundos e realize todo o ciclo de 3 a 5 vezes. É ótimo para emagrecer, fortalecer e deixar o metabolismo a mil.

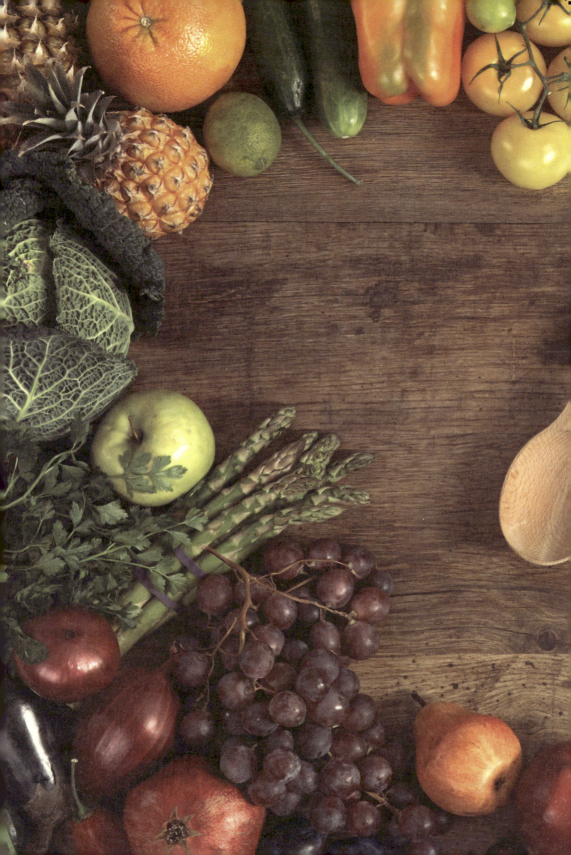

PARTE 4
RECEITAS

Todas as receitas são da nutricionista colaboradora do Kilorias, Lívia Tissot.
Elas foram testadas e aprovadas por mim.

19. TEMPEROS

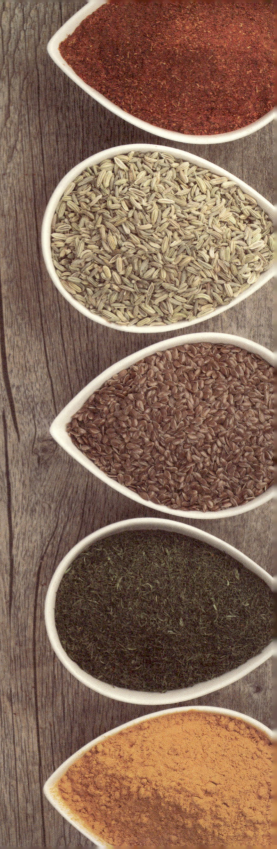

Azeite aromatizado com alecrim e alho

Calorias aproximadas: 43 kcal/1 colher de chá rasa (5 ml)

Além de valorizar o sabor dos alimentos, os temperos naturais proporcionam inúmeros benefícios à nossa saúde. Sempre que puder os prefira a temperos industrializados, pois estes são riquíssimos em gordura e sódio. Explore os sabores que a natureza nos oferece.

Ingredientes
500 ml de azeite
3 dentes de alho grandes, descascados
1 galho de alecrim fresco

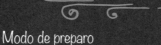

Modo de preparo
Lave bem o alecrim e o alho e espere secar. Coloque o azeite em um recipiente, adicione os outros ingredientes, e pronto!

DICA: Adicione outras ervas, como manjericão e orégano. Ou então misture, no liquidificador, azeite com hortelã e sal.

Sal de ervas

É fato que o sal valoriza o sabor dos alimentos. Porém o seu consumo pela população brasileira está muito além do recomendado pela Organização Mundial da Saúde (OMS); o brasileiro consome o dobro da quantidade ideal (5 gramas, que contêm cerca de 2,4 gramas de sódio). O sódio está presente não só no sal de cozinha (aquele que adicionamos nas receitas), como também em alimentos industrializados, por conta do seu poder conservante.

A questão é: como fazer para reduzir o seu consumo e ainda garantir uma refeição saborosa?

Diversas ervas podem ser usadas como tempero: açafrão, alecrim, cebolinha, coentro, estragão, hortelã, louro, orégano, manjericão, salsinha, sálvia, tomilho. Assim, se você não gostar de alguma das ervas propostas nesta receita, troque por outra do seu agrado.

Você vai notar que a receita leva sal (marinho). Isso porque ele não é fonte apenas de sódio, mas também de outros nutrientes importantes para a saúde. Hoje, encontramos no mercado nacional vários tipos de sal (com teor de sódio inferior ou superior ao sal comum; ricos em enxofre e ferro; de coloração rosa, avermelhada ou até mesmo acinzentada). Embora essa grande oferta de produtos seja ótima para o consumidor, ela também requer um cuidado especial na escolha do tipo de sal, pois existem diferenças em sua composição nutricional de acordo com a região de extração e/ou com o processo de refinamento.

O sal rosa do Himalaia e o sal rosa do Peru, por exemplo, possuem teor reduzido de sódio; a flor de sal e o sal havaiano apresentam alto teor de sódio. O sal light tem um teor de sódio reduzido, porém não é indicado para pessoas com problemas renais, por causa da quantidade de cloreto de potássio. O sal defumado e o azul/marinho têm uma quantidade de sódio semelhante à do sal comum.

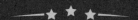

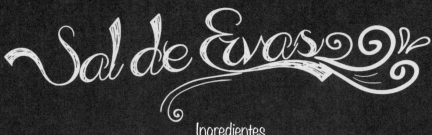

Sal de Ervas

Ingredientes

10 g de alecrim

25 g de manjericão

15 g de orégano

10 g de salsinha

100 g de sal marinho

Modo de preparo

Junte os ingredientes no liquidificador e bata. Coloque o sal de ervas em um pote de vidro vedado e armazene-o em local seco.

Alimento	Combina com
Carne bovina	Alecrim, orégano, salsa, tomilho
Carne suína	Alecrim, salsa, tomilho
Carne caprina	Alecrim, coentro, hortelã, salsa, tomilho
Peru	Alecrim, coentro, orégano, salsa, tomilho
Frango	Alecrim, coentro, hortelã, salsa, tomilho
Peixe	Alecrim, cebolinha, coentro, orégano, salsa, tomilho
Frutos do mar	Coentro, salsa
Massa	Manjericão, orégano
Verduras/legumes	Cebolinha, coentro, hortelã, manjericão, salsa
Sopas	Cebolinha, coentro, hortelã, manjericão, salsa

20. BEBIDAS

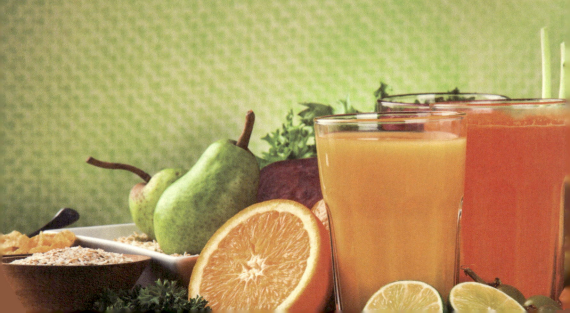

Chá de Gengibre

Calorias aproximadas: 8 kcal/receita, ou 2,4 kcal/porção de 150 ml

Você que pratica atividade física com certeza já ouviu falar sobre o efeito termogênico do gengibre. Mas ele não se limita a esse benefício; também tem ação bactericida, desintoxicante, anti-inflamatória, antioxidante, estimulante e antidepressiva; melhora a circulação sanguínea; previne coágulos; ajuda a combater enxaqueca e gripe. E ainda possui poder afrodisíaco!

Ingredientes

5 rodelas médias de raiz de gengibre
½ limão taiti
500 ml de água filtrada
1 lasca de canela em pau
5 cravos-da-índia
1 pitada de noz-moscada

Modo de preparo

Junte em uma panela o suco do limão, o gengibre, a água, a canela e o cravo e levante fervura em fogo brando. Por fim, acrescente a noz-moscada.

DICA

Nada em exagero faz bem à saúde, nem mesmo os alimentos saudáveis; então, nada de beber baldes de preparações com gengibre. Ele pode ajudar na queima de calorias e na renovação das energias, mas você precisa fazer a sua parte e pôr o corpo para trabalhar.

Suco de água de coco, melancia e gengibre

Calorias aproximadas: 125 kcal/receita

Já pensou numa bebida que não apenas proporciona os nutrientes necessários, mas também sacia, dá energia e é termogênica, diurética e estimulante? Pois muitos sucos naturais oferecem tudo isso. Então, que tal substituir sucos industrializados, refrigerantes e bebidas alcoólicas?

Ingredientes
500 ml de água de coco natural
1 fatia grande de melancia
1 lasca média de gengibre

Modo de preparo
Basta misturar todos os ingredientes no
liquidificador
e se deliciar!

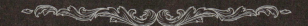

Refresco de inhame

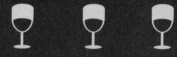

Rende 5 porções; calorias aproximadas: 88 kcal/porção

O inhame é muito rico em carboidratos complexos, tem baixa concentração de gordura e alta concentração de fibras. Ainda é rico em vitaminas (A, C e do complexo B), cálcio e fósforo, que auxilia na produção de energia para o organismo. Você está se sentindo cansado? O refresco de inhame pode te animar.

Ingredientes
2½ xícaras (chá) de água filtrada
½ xícara (chá) de erva-cidreira
1½ xícara (chá) de inhame
½ xícara (chá) de açúcar mascavo
2 colheres (sopa) de aveia
½ unidade média de limão

Modo de preparo
Faça um chá com a erva-cidreira; coe e deixe esfriar. Cozinhe o inhame na água até ficar macio. No liquidificador, bata o chá junto com o inhame cozido, o açúcar, a aveia e o suco de limão. Sirva gelado.

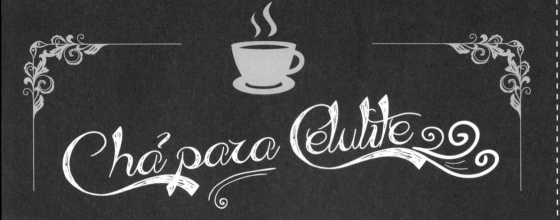

Chá para Celulite

A celulite é o terror das mulheres. Má alimentação e sedentarismo são os principais causadores dos famosos furinhos, decorrentes de processos inflamatórios.
Não existe fórmula mágica nem pílula milagrosa que solucione esse problema do dia para a noite. É preciso evitar alimentos ricos em sal e gorduras, industrializados (cheios de conservantes) e pobres em água e micronutrientes.
Consuma frutas e verduras ricas em líquidos e fibras solúveis, como maçã, banana, goiaba e folhosos verde-escuros. Alimentos que possuem ação anti-inflamatória, como castanha-do-pará, arroz integral, vegetais folhosos, gengibre, linhaça e legumes, devem ser incluídos na dieta, pois fornecem selênio e vitamina E. Além disso, consuma bastante água, essencial no processo de desintoxicação.

Ingredientes
1 l de suco de maçã
6 cravos-da-índia
2 lascas de canela em pau
Casca de ½ laranja-pera
2 lascas médias de gengibre

Modo de preparo
Ferva todos os ingredientes por 5 minutos. Antes de consumir, retire a casca da laranja.

Suco do Atleta

O atleta precisa ficar de olho na alimentação não somente para repor carboidratos e proteínas, mas também para consumir nutrientes com ação antioxidante, como vitaminas e minerais. Eles são importantes porque combatem os famosos radicais livres, produzidos pela oxidação dos macronutrientes (carboidratos, proteínas, lipídeos) a partir do contato com o oxigênio (respiração celular), a qual, por sua vez, é gerada pela alteração do consumo de oxigênio/atividade metabólica decorrente do treino.

Aqui vai uma receita que você pode acrescentar em sua rotina diária. Beba o suco do atleta principalmente perto dos horários de treino.

Ingredientes
Suco de 3 laranjas-pera
2 kiwis descascados e picados
1 cenoura pequena, picada
2 colheres (chá) de folhas frescas de manjericão

Modo de preparo
Coloque todos os ingredientes no liquidificador e bata bem. Beba em seguida.

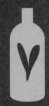
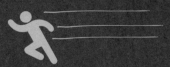

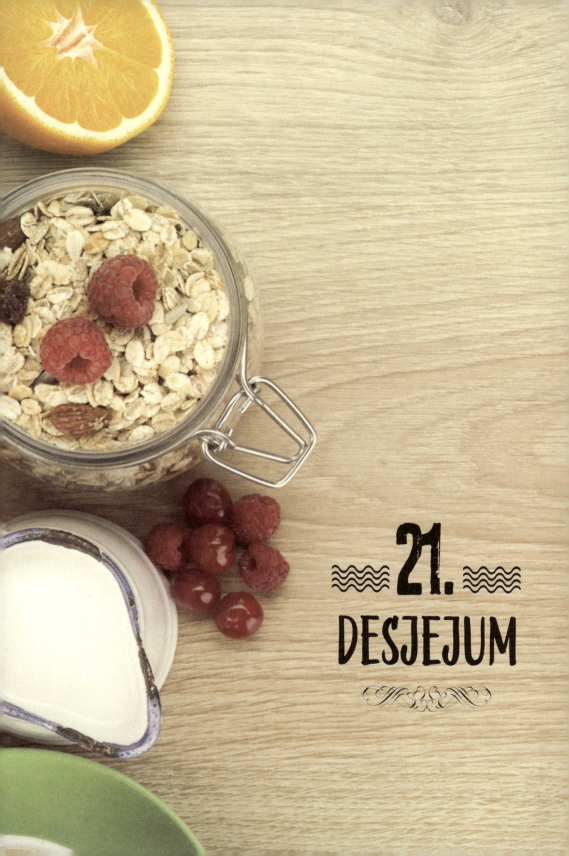

21. DESJEJUM

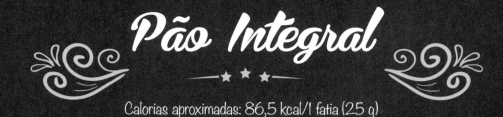

Pão Integral

Calorias aproximadas: 86,5 kcal/1 fatia (25 g)

Passamos mais ou menos oito horas em jejum durante o nosso descanso noturno, e o nosso estoque de energia se esvazia. Por isso, a primeira refeição do dia é muito importante: é ela que garante o nosso combustível inicial. Além do quê, tem refeição mais deliciosa que o café da manhã?!

Nessa refeição, você deve incluir fontes de carboidratos, proteínas, fibras, gordura – enfim, todos os nutrientes necessários para executar bem as suas atividades (evite treinar em jejum!). Assim, alimentos como leite e derivados, frutas, pães e acompanhamentos e cereais devem estar presentes. Prefira as opções light e desnatadas, com baixo teor de gordura. Não exagere no açúcar nem no tamanho das porções. Tome cuidado com os alimentos escolhidos para acompanhar o pão. Acrescente cereais à sua fruta ou ao suco natural. Sempre opte por pães integrais.

Aliás, que tal preparar em casa o seu próprio pão integral? A receita é simples, igual à de outros pães. E, com o pão pronto, você ainda pode cortá-lo em fatias e armazenar no congelador. Uma opção gostosa e prática para todos os dias.

Ingredientes

2 xícaras (chá) de água morna
1 xícara (chá) de óleo de girassol
½ xícara (chá) de açúcar mascavo
1 sachê de fermento seco para pão
4 xícaras (chá) de farinha integral
125 g de farinha de linhaça
1 xícara (chá) de aveia em flocos finos
50 g de castanha-do-pará ou nozes moídas
1 colher (sopa) de canela em pó
3 ovos médios
1 colher (chá) de sal

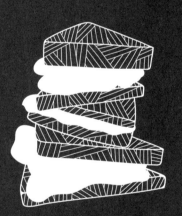

Modo de preparo

Misture o fermento na farinha. Em seguida, acrescente todos os outros ingredientes e sove a massa até que ela solte das mãos. Separe a massa em 2 porções, disponha-as em fôrmas para pão caseiro e espere a massa dobrar de tamanho. Asse no forno preaquecido durante 30 a 40 minutos.

GRANOLA CASEIRA

 Rende 3 porções; calorias aproximadas: 150 kcal/porção

Ouço muitas desculpas para a baixa ingestão de cereais, sementes, enfim, de produtos saudáveis; uma das principais é o seu alto custo. Realmente, eles eram caros quando não havia muitas empresas que produziam esse tipo de produto, porém hoje, felizmente, o mercado oferece uma grande variedade. Além disso, algumas receitas nós podemos até mesmo preparar em casa, veja só:

Ingredientes
2 unidades de castanha-do-pará
3 colheres (sopa) de proteína de soja texturizada
4 colheres (sopa) rasas de aveia em flocos
1 colher (sopa) rasa de açúcar mascavo
1 colher (chá) de farinha de linhaça
1 colher (sopa) cheia de uva-passa

Modo de preparo
Corte as castanhas-do-pará em fatias finas. Misture todos os ingredientes. Sirva com iogurtes, frutas, leite etc.

Atenção
Mantenha a granola em recipiente fechado e prepare poucas porções por vez; assim, você sempre terá granola fresquinha, ideal para o consumo.

PÃO DE BATATA-DOCE SEM GLÚTEN

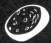 Rende 8 pães; calorias aproximadas: 125 kcal/porção

A batata-doce, rica em vitaminas A e B, em sais minerais, como cálcio, fósforo, ferro e potássio, e também em fibras, é a queridinha dos atletas, principalmente dos fisiculturistas.

Quando comparada à batata-inglesa tradicional, a batata-doce apresenta um menor índice glicêmico. Este índice reflete o impacto na elevação das taxas de açúcar no sangue, e quanto maior ele for, mais rapidamente se eleva a glicose em nosso corpo. Desta forma, alimentos de elevado índice glicêmico ocasionam picos de hiperglicemia, seguidos de uma queda abrupta do açúcar no sangue (hipoglicemia).

Durante o dia ou como preparatório para a prática de exercício físico, devemos escolher alimentos que mantêm as taxas de glicose no sangue mais constantes, como ocorre com o consumo dos alimentos de baixo a moderado índice glicêmico – caso da batata-doce –, assim teremos energia disponível por mais tempo, evitando picos de hiper e hipoglicemia durante a atividade física ou as atividades diárias, e minimizando a necessidade de utilizarmos os depósitos de massa muscular do nosso corpo para obter energia. Por outro lado, quando precisamos da glicose com urgência, como no pós-treino, devemos optar por alimentos com alto índice glicêmico.

Ingredientes

1½ xícara (chá) de polvilho azedo
1 unidade pequena (90 g) de batata-doce cozida
2 colheres (sopa) de queijo cottage
1 colher (sopa) de azeite
1 colher (chá) de sal
1 ovo de galinha médio
1 colher (sobremesa) de fermento em pó
Temperos naturais: alecrim, orégano

Modo de preparo

Amasse a batata-doce cozida e reserve. Preaqueça o forno a 200 °C. Acrescente o queijo, o ovo, o sal, os temperos e o azeite e misture. Acrescente o polvilho e o fermento e misture com as mãos até formar uma massa homogênea. Amasse até ela soltar das mãos. Separe a massa em 8 porções iguais e coloque em uma fôrma untada com azeite e polvilhada. Leve ao forno por cerca de 30 minutos.

GELEIA DE CASCA DE FRUTAS

Rende 15 porções; calorias aproximadas: 16 kcal/porção

Prática e muito fácil de fazer, esta geleia de casca de frutas vai bem com torradas e biscoitos. Pode compor o café da manhã e também os lanches. Além disso, é uma forma deliciosa de aproveitar a casca das frutas.

Ingredientes
Casca de 2 unidades de maçã
Casca de 2 unidades de goiaba
Casca de 2 unidades de pera
1 xícara (chá) de casca de mamão
3 xícaras (chá) de água filtrada
8 colheres (sopa) de adoçante sucralose

Modo de preparo
Em uma panela, coloque 2 xícaras de água e as cascas da maçã, da pera e da goiaba; deixe ferver até amolecerem e reserve. Em outra panela, coloque as cascas do mamão com a água que sobrou; deixe ferver até amolecer; descarte a água e reserve a casca do mamão amolecida. Despeje a mistura reservada e a casca do mamão no liquidificador e bata até formar um purê. Passe o purê a uma panela e misture com o adoçante. Deixe cozinhar até atingir o ponto de geleia.

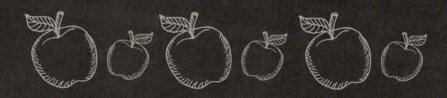

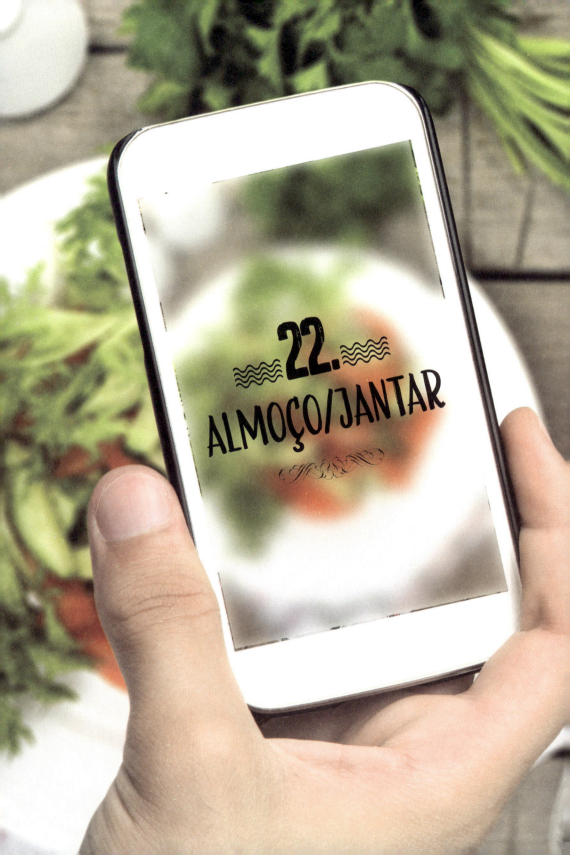

Almôndegas com semente de Chia

Calorias aproximadas: 2.200 kcal/receita ou 48 kcal/porção (25 g)

A chia é um alimento relativamente novo no mercado brasileiro. Ela contém uma boa dose de ômega 3, cálcio, ferro e vitaminas do complexo B. Quando ingerida em associação com hábitos de vida saudáveis, pode prevenir osteoporose, anemia, elevação dos níveis de LDL (colesterol ruim) ajuda a manter a sensação de saciedade entre as refeições e auxilia no funcionamento intestinal.

No entanto, como outros alimentos da moda que vieram antes dela, a chia deve ser consumida com cuidado, pois, embora nutricionalmente rica, é bastante calórica. Recomenda-se uma porção diária de 10 gramas. Aliás, esse é um cuidado que se deve ter com todos os alimentos considerados saudáveis. Consumi-los em excesso pode sabotar a sua dieta, já que eles também proveem calorias. Você pode acrescentar a chia ao iogurte, a vitaminas, a bolos, a pães caseiros e também a pratos principais, como esta almôndega.

Ingredientes
1 kg de patinho moído
1 cebola média bem picada
1 ovo
3 colheres de sopa de semente de chia
½ colher (sopa) rasa de sal
Temperos naturais da sua preferência

Modo de preparo
Em uma vasilha, misture os ingredientes, exceto a chia. Aos poucos, acrescente a semente, até obter uma consistência que permita formar bolinhas. Leve as almôndegas ao forno, já preaquecido, e acompanhe o cozimento, virando-as de vez em quando.

Dica: Se preferir, você pode servir as almôndegas com molho de tomate. Dê preferência aos molhos frescos.

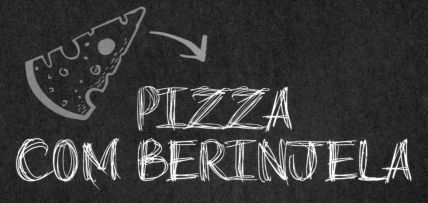

PIZZA COM BERINJELA

Calorias aproximadas: 325-375 kcal/receita ou 65-75 kcal/porção (80 g)

Que tal uma pizza leve no final de semana? A berinjela é rica em água; em saponina, fitoquímico que se liga ao colesterol e às toxinas no trato intestinal; em vitaminas (A, B1, B2, niacina, C); em flavonoides; em minerais (cálcio, ferro, potássio, magnésio, fósforo); e em compostos alcaloides. E mais: cada 100 gramas de berinjela (cinco fatias médias) contém apenas 20 calorias!

Ingredientes
5 fatias médias de berinjela
100 g de fatias finas de queijo (mozarela light ou minas fresco light)
2 tomates médios picados em cubos
2 cebolas roxas médias picadas em cubos
3 dentes de alho picados
5 azeitonas verdes picadas
1 colher de chá de azeite extravirgem
Manjericão, orégano e outros temperos naturais a gosto

Modo de preparo
Para preparar o recheio, misture o tomate, a cebola roxa, um dente de alho, a azeitona e o azeite, como se fosse um vinagrete. Disponha a mistura sobre as fatias de berinjela e leve ao forno por 25 minutos. Finalize com o queijo e devolva ao forno por mais 5 minutos.

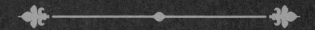

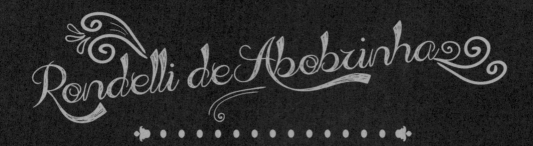

Rondelli de Abobrinha

Calorias aproximadas: 140 kcal/150 g de rondelli (sem molho)

A substituição de massa por legumes pode, sim, ser deliciosa! Aqui vai uma ótima opção.

Ingredientes
700 g de abobrinha fatiada (fina) no sentido do comprimento
300 g de peito de peru light
300 g de mozarela de búfala ou mozarela light

Modo de preparo
Deixe as fatias de abobrinha em água fervente com sal por 2 minutos. Depois, enrole-as com os frios dispostos na parte interna e prenda o rolinho com palito. Em seguida, escolha um molho da sua preferência – um mais saudável, claro! Coloque os rolinhos com molho em uma vasilha e leve ao forno.

QUENTINHO DE FEIJÃO

Que tal uma receita de sopa de feijão-azuqui, aquele vermelhinho? Ele é um alimento rico em ferro, cálcio, proteínas, fósforo e vitaminas do complexo B.

Esse tipo de feijão ainda possui propriedades diuréticas; apresenta fermentação melhor que a de outros feijões; ajuda a regular a hipertensão e o excesso de açúcar, principalmente de indivíduos com diabetes; e participa no processo de formação óssea.

Aproveite bem o friozinho com esta receita!

Ingredientes
2 xícaras de feijão-azuqui
1 cebola roxa cortada em quatro partes
2 dentes de alho inteiros
2 cebolas-brancas picadas em cubos
2 dentes de alho amassados
Sal a gosto
2 folhas de louro
Temperos naturais a gosto
Água filtrada

Modo de preparo
Cozinhe o feijão na panela com a água, as folhas de louro, a cebola roxa, um dente de alho e uma pitada de sal por cerca de 1 hora, ou até que os grãos estejam macios. Em outra panela, refogue a cebola-branca e o outro dente de alho amassado no azeite e reserve. No liquidificador, bata o feijão e jogue o caldo preparado no refogado de cebola e alho. Acrescente os temperos naturais que quiser ao final e sirva quente.

Salada de Lentilha

Você é o tipo de pessoa que só come lentilha no réveillon? Acha que ela só serve para dar sorte? Pois saiba que ela oferece poucas calorias, é quase isenta de gordura e tem um preço bem acessível. A lentilha contém carboidratos complexos, fibras, magnésio, ferro, vitamina B6, ácido fólico e triptofano e contribui para a lenta liberação do açúcar na corrente sanguínea e o controle na absorção de gordura, entre outros benefícios. Os seus brotos são uma boa fonte de tiamina, ferro, fósforo e cobre e ricos em vitamina C e ácido fólico. Que tal inserir lentilha no seu cardápio?

Ingredientes
6 rabanetes cortados em fatias finas
½ pepino cortado em fatias finas
4 cebolinhas cortadas em rodelas finas
150 g de lentilha cozida
Folhas de salsa a gosto
1 pé de alface-americana
Suco de 1 limão
5 colheres (chá) de azeite extravirgem

Modo de preparo
Misture todos os ingredientes da salada em uma tigela grande até as folhas incorporarem bem o tempero. Cubra com filme PVC e guarde na geladeira até o momento de servir.

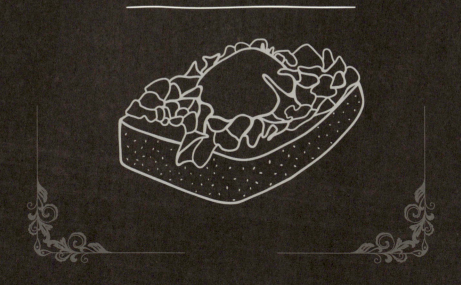

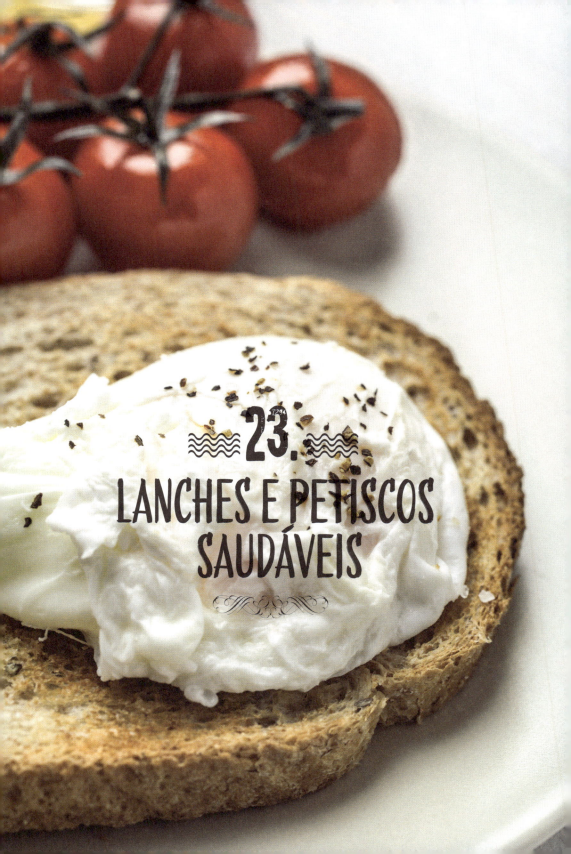

23. LANCHES E PETISCOS SAUDÁVEIS

Salgadinho de milho

Calorias aproximadas: 440 kcal/receita

Para receber os amigos sem prejudicar o hábito alimentar saudável, que tal aprender uma receita de "salgadinho" de milho rico em fibras?
A receita é simples e fácil e poupa do consumo de aperitivos industrializados, recheados de conservantes. O consumo exagerado desses alimentos provoca retenção de líquidos, problemas gástricos, processos alérgicos, entre outros.
Não perca o foco nem enfie o pé na jaca quando receber amigos em casa. Ofereça patês caseiros e light, como o de berinjela, que mostro a seguir, junto com este salgadinho. E, claro, consuma com moderação.

Ingredientes
1 xícara (chá) de farinha de milho
1 xícara (chá) de bagaço de milho
¼ xícara (chá) de água filtrada
Sal a gosto

Modo de preparo
Misture a farinha de milho, o bagaço, a água e o sal, sovando até formar uma massa homogênea. Abra a massa com um rolo, coloque em uma fôrma untada e enfarinhada e corte no tamanho desejado. Asse por aproximadamente 25 minutos no forno médio preaquecido.

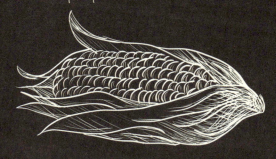

PATÊ DE BERINJELA COM TALOS DE AGRIÃO

Rende 15 porções; calorias aproximadas: 33 kcal/porção

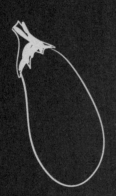

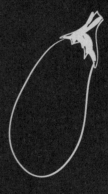

Ingredientes
5 colheres (sopa) de óleo
1 xícara (chá) de cebola
3 dentes médios de alho
3 xícaras (chá) de berinjela picada
½ xícara (chá) de pimentão picado
½ xícara (chá) de água filtrada
2 colheres (sopa) de salsa
½ xícara (chá) de talo de agrião
Sal a gosto

Modo de preparo
Aqueça o óleo e doure a cebola e o alho. Acrescente a berinjela, o pimentão, o sal e a água; neste momento, você pode acrescentar temperos naturais e até mesmo algum molho de pimenta. Deixe cozinhar em fogo baixo, com a panela tampada, até a água secar e o fundo da panela aparecer. Retire do fogo. Acrescente a salsa e bata no liquidificador. Disponha a mistura em um recipiente e junte os talos de agrião. Conserve sob refrigeração.

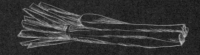

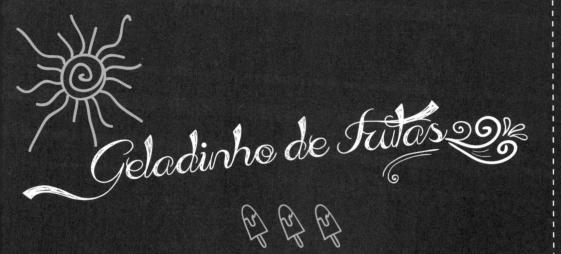

Geladinho de Frutas

Frutas são ótimas opções para lanches entre refeições. Elas podem ser consumidas *in natura* ou na forma de suco (sem coar), o que garante uma ingestão maior de fibras. Porém, para estimular o consumo ou não comprometer a sua ingestão diária, você pode diversificar. Os sorvetes naturais são ótimas opções.

Ingredientes
2 ou mais frutas da sua preferência (frutas vermelhas/tangerina com carambola/maracujá com manga/limão com manjericão)
200 ml de água filtrada

Modo de preparo
Bata os ingredientes no liquidificador. Coloque em pequenos saquinhos plásticos, fáceis de ser encontrados no supermercado, e leve ao freezer. Quando estiverem congelados estão prontos para ser consumidos.

BOLO DO CORREDOR

A corrida faz um bem imenso à saúde física e mental. A composição corporal (gordura e massa muscular) é alterada, e uma sensação de bem-estar se segue a cada novo percurso.

A banana é um ótimo alimento tanto para correr quanto para acalmar. Ela pode ser consumida antes e depois dos treinos/provas e até mesmo como sobremesa. É rica em potássio e tem a quantidade certa de carboidrato para a ocasião. Minerais como cálcio, fósforo, magnésio e sódio, importantes para o bom rendimento do sistema muscular, também estão presentes.

Além de tudo, a banana é prática, tem ótima durabilidade e é deliciosa.

Ingredientes
10 unidades de ameixa seca picada
20 unidades de damasco seco picado
6 colheres (sopa) de uva-passa
2 xícaras (chá) de aveia
5 bananas-nanicas
1 colher (sopa) de fermento em pó
3 ovos

Modo de preparo
No liquidificador, bata as bananas e os ovos. Despeje a mistura em uma vasilha e acrescente as frutas secas, a aveia e o fermento. Coloque a massa em uma fôrma untada e asse em fogo médio até dourar.

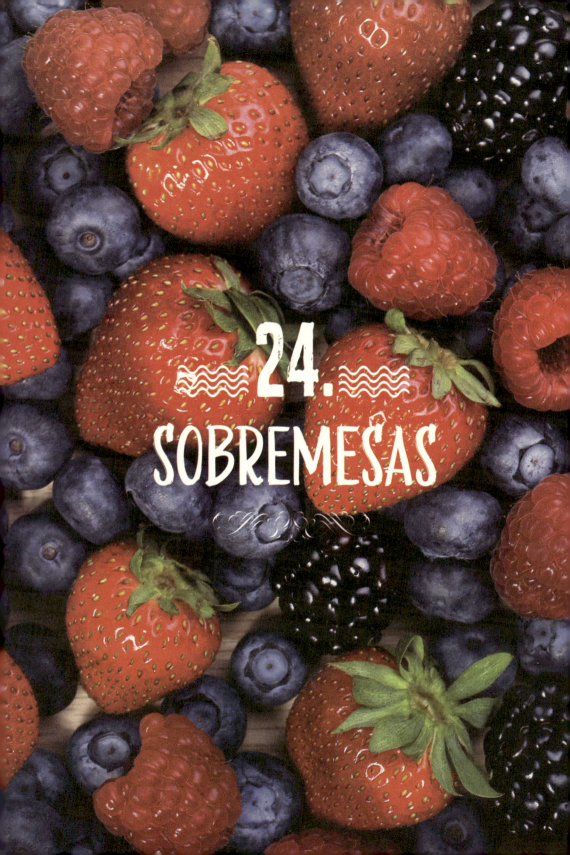

24. SOBREMESAS

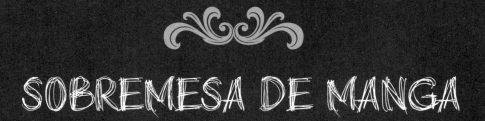

SOBREMESA DE MANGA

Rende 8 porções; calorias aproximadas: 68 kcal/porção (100 g)

A natureza nos oferece um monte de doçura e precisamos saber aproveitar isso. A manga, por exemplo, além de docinha e muito saborosa, é rica em betacaroteno, vitamina A, importante para a saúde da visão e da pele. Também é rica em fibras, especialmente pectina, uma fibra solúvel que ajuda a normalizar os níveis de colesterol e glicose do sangue. A manga ainda possui ação diurética e expectorante.

Você pode comê-la *in natura*, incorporada a receitas de sobremesas ou até mesmo em preparações salgadas (molhos). Dê uma olhada nesta sugestão.

Ingredientes
500 g de manga em pedaços
2 colheres (sopa) de mel
Suco de 1 limão médio
Ramos de hortelã fresca
250 g de iogurte natural desnatado
Chocolate amargo

Modo de preparo
No liquidificador, bata a manga com o mel, o suco do limão, a hortelã e o iogurte. Quando a mistura estiver homogênea, coloque em uma travessa e mantenha no freezer até o momento de servir. Finalize a preparação com as lascas de chocolate.

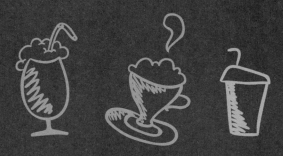

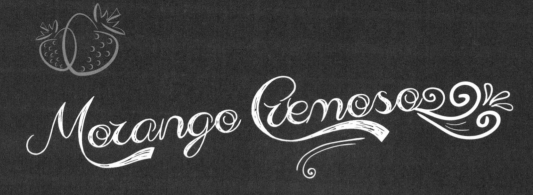

Morango Cremoso

O morango é a fruta mais presente em iogurtes e geleias de frutas. Ele apresenta uma rica mistura de minerais, como fósforo, folato, magnésio e potássio, fundamentais para a saúde do sistema nervoso e muscular. Também contém boa quantidade de vitamina C, responsável por proteger o sistema imunológico de gripes e resfriados, por exemplo. A composição nutricional do morango ainda garante propriedades anti-inflamatórias que reduzem os sintomas de artrite reumatoide e asma e protegem contra doenças cardiovasculares.

Vamos aprender uma receita diferente e saudável com morango?

Ingredientes
400 g de morango
1 laranja-pera
2 colheres (chá) de essência de baunilha
250 g de iogurte natural desnatado
2 ramos de hortelã fresca

Modo de preparo
Fatie os morangos e coloque numa travessa. Rale a casca da laranja por cima e depois esprema o suco de uma das metades. Adicione a essência de baunilha e esmague os morangos misturando com um garfo. Acrescente o iogurte aos poucos e espalhe, incorporando a mistura de morangos. Decore com as folhas de hortelã.

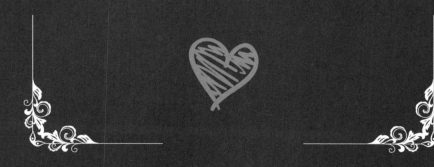

A sua vida saudável não termina com o fim deste livro.
Paola Machado

CRÉDITOS DAS IMAGENS
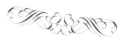

PARTE 1

Pág. 12 – © Thinkstockphotos/Warrengoldswain
Pág. 17 – © Foodswallpaper.com
Pág. 18 – © Shutterstock/Philip Date
Pág. 20 – © Anna Alvarenga
Pág. 21 – © Anna Alvarenga
Pág. 24 – © Thinkstockphotos/Pojoslaw
Pág. 30 – © Shutterstock/Julian Rovagnati
Pág. 33 – © Thinkstockphotos/Elbs
Pág. 40 – © Paola Machado
Pág. 45 – © Thinkstockphotos/George Doyle; © Thinkstockphotos/Purestock; © Thinkstockphotos/gpointstudio
Pág. 48 – © Shutterstock/MillaF
Pág. 52 – © Thinkstockphotos/Dirima
Pág. 56 – © Thinkstockphotos/Stockbyte
Pág. 62 – © Thinkstockphotos/Stokkete
Pág. 64 – © Thinkstockphotos/Lzf

PARTE 2

Pág. 66/67 – © Alex Pedroso
Pág. 70 – © Thinkstockphotos/Boarding1Now
Pág. 74 – © Marvio Lúcio
Pág. 76 – © Thinkstockphotos/Jurisam
Pág. 77 – © Thinkstockphotos/VladimirFLoyd
Pág. 82 – © Thinkstockphotos/Wavebreakmedia Ltd
Pág. 102 – © Guilherme Tamburus
Pág. 110 – © Thinkstockphotos/YekoPhotoStudio

PARTE 3

Pág. 116/117 – © Thinkstockphotos/Stevanovicigor
Pág. 118 – © Thinkstockphotos/John Randall
Pág. 119 – Arquivo pessoal
Pág. 124 – © Thinkstockphotos/Evgenyatamanenko
Pág. 126/127 – © Thinkstockphotos/Shalamov
Pág. 130 – © Thinkstockphotos/Lzf
Pág. 134 – © Thinkstockphotos/CareyHope
Pág. 140 – © Alex Pedroso

Pág. 143 – Arquivo pessoal
Pág. 145 – © Anna Alvarenga
Pág. 153 – Arquivo pessoal
Pág. 154 – © Thinkstockphotos/AmanaimagesRF

PARTE 4

Pág. 158/159 – © Thinkstockphotos/Romariolen
Pág. 160 – © Thinkstockphotos/Juliannafunk
Pág. 164 – © Thinkstockphotos/Habovka
Pág. 170 – © Thinkstockphotos/Karandaev
Pág. 175 – © Thinkstockphotos/Rasulovs
Pág. 181 – © Thinkstockphotos/Olgna
Pág. 186 – © Thinkstockphotos/Gizelka
Pág. 190 – © Thinkstockphotos/Scisettialfio